Akshay Verma

Medicina periodontal

Akshay Verma

Medicina periodontal

A saúde das gengivas e a relação com o seu corpo

ScienciaScripts

Imprint
Any brand names and product names mentioned in this book are subject to trademark, brand or patent protection and are trademarks or registered trademarks of their respective holders. The use of brand names, product names, common names, trade names, product descriptions etc. even without a particular marking in this work is in no way to be construed to mean that such names may be regarded as unrestricted in respect of trademark and brand protection legislation and could thus be used by anyone.

Cover image: www.ingimage.com

This book is a translation from the original published under ISBN 978-620-8-11941-6.

Publisher:
Sciencia Scripts
is a trademark of
Dodo Books Indian Ocean Ltd. and OmniScriptum S.R.L publishing group

120 High Road, East Finchley, London, N2 9ED, United Kingdom
Str. Armeneasca 28/1, office 1, Chisinau MD-2012, Republic of Moldova, Europe
Printed at: see last page
ISBN: 978-620-3-66596-3

Conteúdo

INTRODUÇÃO

A influência das perturbações sistémicas nas doenças periodontais está bem estabelecida. No entanto, é de interesse crescente o efeito das doenças periodontais em várias doenças ou condições sistémicas. Este lado da ligação oral-sistémica foi denominado Medicina Periodontal e é potencialmente de grande importância para a saúde pública, uma vez que a doença periodontal é largamente evitável e, em muitos casos, facilmente tratável, proporcionando assim muitas novas oportunidades para prevenir e melhorar o prognóstico de várias condições patológicas sistémicas.[1] *A medicina periodontal* é um termo coletivo normalmente utilizado para descrever a forma como a infeção/inflamação periodontal pode afetar a saúde extra-oral. O número de doenças e condições que têm sido associadas à periodontite aumentou exponencialmente nas últimas 2 décadas. Uma revisão sistemática de 2016 de ensaios clínicos sobre medicina periodontal indicou 57 condições diferentes que estão potencialmente relacionadas com a doença periodontal.[2]

Há muito que se acredita que as doenças que afectam a boca, como a doença periodontal, podem ter um efeito no resto do corpo. Os contos da carochinha também defendem que manter a boca limpa previne e cura uma série de doenças, desde dores nas articulações a dores de estômago. Os dentes sãos e saudáveis eram muito apreciados pelos primeiros hebreus. Segundo um médico assírio, as dores de cabeça, braços e pés são causadas pelos dentes e devem ser removidas. Os gregos consideravam que dentes fortes eram indicativos de boa saúde. Diocles de Carystus, um médico ateniense do tempo de Aristóteles, afirmava: "todas as manhãs deves esfregar as gengivas e os dentes com os dedos nus e com hortelã finamente pulverizada, por dentro e por fora, e remover assim as partículas aderentes".[3]

Assim, a contribuição da periodontite, ou da cavidade oral, para a doença sistémica tem sido descrita desde a civilização antiga. Até muito recentemente, toda a informação sobre o efeito da doença periodontal na saúde sistémica era, na melhor das hipóteses, anedótica, e todos os escritos ao longo dos tempos eram, na sua maioria, reflexões mitológicas de um grupo diverso de dentistas e médicos.[3] Em 1891, **Miller** publicou um artigo clássico intitulado "A boca humana como foco de infeção". A relação entre a doença oral e a doença sistémica pode existir há mais de um século. Por volta de 1900, William Hunter, um médico britânico, identificou ligações entre a sépsis oral e a doença de outros órgãos do corpo, o que foi designado por teoria da "infeção focal". Os proponentes baseavam-se fortemente na experiência clínica, salientando casos em que a remoção de dentes infectados produzia melhorias na saúde geral. Estas observações careciam do rigor dos estudos científicos modernos e a teoria da infeção focal foi mais tarde descartada. [3]

Em 1911, **Frank Billings**, professor de medicina e chefe da equipa de investigação sobre infecções focais do Rush Medical College e do Presbyterian Hospital de Chicago, substituiu o termo "sepsis oral" por "*infeção focal*". Definiu um foco de infeção como uma "área circunscrita de tecido infetado com organismos patogénicos" e afirmou que o termo infeção focal implicava

J que esse foco ou lesão de infeção existia,

J que a infeção era de natureza bacteriana e

J que, como tal, era capaz de se disseminar, resultando numa infeção sistémica de outras partes contíguas ou não contíguas.[3]

Só muito recentemente é que os cientistas e os clínicos começaram a fornecer um conjunto crescente de provas científicas que sugerem que a periodontite moderada não tratada pode afetar um indivíduo sistemicamente e contribuir para doenças cardiovasculares, diabetes e baixo peso à nascença pré-termo.[20] Assim, a roda girou em círculo completo. Chegou um novo paradigma na medicina dentária em geral, e na periodontologia em particular - *a Medicina Periodontal.*[4]

O termo *Medicina Periodontal* é um termo amplo que define um ramo rapidamente emergente da periodontologia, centrado na riqueza de novos dados que estabelecem uma forte relação entre a saúde ou doença periodontal e a saúde ou doença sistémica. Isto significa uma relação bidirecional em que a doença periodontal num indivíduo pode ter uma influência poderosa na saúde ou doença sistémica de um indivíduo. Também sugere o papel mais habitualmente compreendido que a doença sistémica pode ter na influência da saúde ou doença periodontal de um indivíduo.

As doenças periodontais são infecções bacterianas associadas a bacteriemia, inflamação e uma forte resposta imunitária. Os agentes patogénicos orais e os mediadores inflamatórios, tais como a interleucina-1 (IL-1) e o fator de necrose tumoral-a (TNF-a) das lesões periodontais, atingem imediatamente a corrente sanguínea, induzindo reacções inflamatórias sistémicas, tais como as proteínas de fase aguda, e os efectores imunitários, incluindo os anticorpos sistémicos contra as bactérias periodontais[5]

Além disso, a presença de agentes patogénicos periodontais e dos seus subprodutos metabólicos na boca pode, de facto, modular a resposta imunitária para além da cavidade oral, promovendo assim o desenvolvimento de condições sistémicas. As doenças periodontais podem predispor os indivíduos a várias doenças sistémicas, tais como doenças cardiovasculares, cancro oral e colorrectal, doenças gastrointestinais, infecções do trato respiratório e pneumonia, resultados adversos na gravidez, diabetes e resistência à insulina e doença de Alzheimer.[6]

Os agentes patogénicos periodontais podem promover o desenvolvimento de doenças não orais, direta ou indiretamente. Por exemplo, sabe-se que cerca de 30 espécies abundantes na cavidade oral, principalmente bactérias anaeróbias Gram-negativas, produzem endotoxinas, que podem contribuir diretamente para a doença sistémica. [3]A migração de agentes patogénicos orais para a corrente sanguínea também pode ocorrer em alguns casos, como após procedimentos cirúrgicos. A acumulação de bactérias nos dentes devido a uma má higiene dentária e/ou a factores ambientais induz uma resposta inflamatória do hospedeiro, que pode resultar em periodontite e perda óssea, mas que também pode ser prejudicial para o hospedeiro a nível sistémico.[7]

Os principais factos putativos que apoiam a ligação biológica entre a periodontite e as doenças sistémicas são

4- implicação habitual da infeção na patogénese de ambas as doenças,

4- bacteriemia e endotoxemia transitórias e de baixo grau causadas por doenças periodontais,

4- respostas imunitárias sistémicas e inflamação. desencadeadas por doenças periodontais,

4- expressão de factores de virulência por agentes patogénicos periodontais, e

presença de agentes patogénicos periodontais em tecidos não orais, como placas ateromatosas Л10

A doença periodontal provoca, secundariamente, aumentos nos níveis séricos da proteína C-reactiva (PCR) e de outros marcadores de inflamação. Um nível elevado de CRP reflecte um risco acrescido de doença cardiovascular.[11] A periodontite grave em pessoas com diabetes mellitus não insulino-dependente (NIDDM) aumenta o risco de um mau controlo glicémico.[12]

A acumulação de produtos finais de glicação avançada (AGEs) pode afetar a migração e as actividades fagocíticas das células mononucleares e polimorfonucleares e, subsequentemente, aumentar a destruição dos tecidos periodontais em doentes com diabetes, enquanto a regulação positiva da síntese de citocinas mediada pela infeção e o estímulo crónico por agentes patogénicos periodontais, como o P. gingivalis, podem amplificar a magnitude da resposta de citocinas mediada por AGEs que está em funcionamento na diabetes. Assim, é necessário elucidar melhor a relação dos AGEs com a periodontite diabética.[13]

As doenças periodontais são infecções anaeróbias Gram-negativas que podem ocorrer em mulheres em idade fértil (18 a 34 anos). As infecções periodontais, que servem de reservatório para organismos anaeróbicos Gram-negativos, lipopolissacarídeos (LPS, endotoxina) e mediadores inflamatórios, incluindo PGE2 e TNF-a, podem constituir uma ameaça potencial para a unidade feto-placentária.[14]

As infecções periodontais maternas podem potencialmente representar um fator de risco genuíno para o nascimento pré-termo e a restrição de crescimento. Não só a presença de doença periodontal no início da gravidez parece conferir risco, como o agravamento da doença periodontal durante a gravidez (um evento relativamente frequente [26,2% dos partos]) parece aumentar de forma independente o risco de exposição fetal (como evidenciado pelo anticorpo imunoglobulina M [IgM] do sangue do cordão umbilical fetal a microrganismos orais maternos) e consequente nascimento pré-termo.[15]

A má higiene oral e a doença periodontal podem promover a colonização orofaríngea por potenciais agentes patogénicos respiratórios, incluindo Enterobacteriaceae, *Pseudomonas aeruginosa* e *Staphylococcus aureus*, o que leva a um risco elevado de pneumonia bacteriana.[16]

Na última década, assistiu-se a um aumento espetacular do conhecimento sobre a associação entre a periodontite crónica e as doenças sistémicas. Os estudos publicados têm-se centrado na relação estatística entre a periodontite e as doenças sistémicas e nos aspectos fisiopatológicos da periodontite com potencial para agravar a doença sistémica. Os conhecimentos sobre os factores de virulência das bactérias patogénicas periodontais e as respostas imunitárias protectoras do hospedeiro proporcionaram conhecimentos significativos sobre a etiopatogénese das doenças periodontais e sobre o potencial da doença periodontal para contribuir para a patologia médica.[17]

Assim, as doenças periodontais podem predispor os indivíduos a várias doenças sistémicas, como as doenças cardiovasculares, o cancro oral e colorrectal, as doenças gastrointestinais, a infeção do trato respiratório e a pneumonia, os resultados adversos da gravidez, a diabetes e a resistência à insulina e a doença de Alzheimer.[6]

Assim, tendo em conta que os agentes patogénicos periodontais desempenham um papel crucial no início ou na exacerbação de certas doenças sistémicas, nesta dissertação da biblioteca foi feito um esforço para reunir todos os factos e números no que diz respeito à **"Medicina Periodontal".**

HISTÓRIA

Alegações antigas sobre a saúde oral e sistémica

A medicina egípcia tinha a noção de que a extração de dentes ajudaria a melhorar a saúde geral de um indivíduo. O papiro médico mais antigo disponível da dinastia média, datado de 2100 a.C., menciona uma associação entre as doenças do sistema reprodutor das mulheres e um mau estado dentário. Até **Hipócrates** propôs que a extração de um dente infetado poderia curar o reumatismo.[18]

Sépsis oral antes da "teoria dos germes" "The Natural History of the Human Teeth", escrito em 1778 por John Hunter, Cirurgião Extraordinário do Rei de Inglaterra, contém uma nota introdutória controversa, reconhecendo a natureza única das doenças dos dentes e enfatizando o seu impacto nas doenças sistémicas. A sua proposta foi desconsiderada e todas as outras propostas para inter-relacionar as doenças orais com as manifestações sistémicas foram ignoradas. **Benjamin Rush**, um famoso médico americano e um dos signatários da declaração de independência, publicou um artigo que relatava a sua experiência sobre os efeitos positivos da extração de dentes cariados, especialmente no caso de perturbações nervosas.[18,19]

Robert Koch propôs a "teoria dos germes" na sequência dos resultados de numerosos estudos que revelaram o papel dos microrganismos na causa das doenças infecciosas. **W.D. Miller**, um aluno de Robert Koch, estudou a relação entre as bactérias orais e as doenças sistémicas. Escreveu uma série de artigos intitulados "The Human Mouth as a Focus of Infection" (A boca humana como foco de infeção), relacionando uma série de perturbações sistémicas, incluindo doenças pulmonares, abcessos cerebrais e problemas gástricos, com microrganismos orais e seus produtos.[18] Nas suas investigações, Miller conseguiu isolar 58 espécies de microrganismos orais. Sugeriu que estes organismos tinham a capacidade de se tornarem patogénicos quando lhes era proporcionado um ambiente favorável. Apresentou as suas descobertas no congresso internacional de higiene.[18,20.]

Com base nas descobertas de Miller sobre infecções focais, o médico **William Hunter** investigou a prevalência, a extensão e as modalidades de tratamento das complicações médicas induzidas por infecções orais. Hunter cunhou o termo "**sépsis oral**". Definiu o termo para realçar que a sépsis oral representa um foco de infeção que pode dever-se a cáries dentárias ou a outras infecções orais como a gengivite. Também ilustrou a importância de reconhecer o papel de organismos específicos como as espécies estafilocócicas e estreptocócicas, responsáveis pela maioria das infecções orais. Em 1900, Hunter demonstrou a propagação hematogénica de bactérias orais e dos seus produtos, causando várias doenças sistémicas, incluindo endocardite, nefrite, empiema, colecistite, abcesso perinefrético e anemia. Em 1911, Hunter desenvolveu o caminho seguido por estes microrganismos orais através do corpo. Sugeriu que os microrganismos que formam a sépsis oral são engolidos ou absorvidos através do sistema linfático e do sangue. Estes organismos entram no canal alimentar, causando amigdalite e faringite, e passam para o sistema gástrico, causando dispepsia, gastrite, úlcera gástrica, enterite e colite. As estruturas adjacentes também podem ser infectadas, causando adenite (inflamação das glândulas). Pode disseminar-se na corrente sanguínea causando anemia séptica, púrpura, febre e septicemia). [18,19.]Até a artrite e a nefrite foram associadas à disseminação sistémica da sépsis oral.[18,19]

Em 1911, a terminologia "sepsia oral" foi substituída por "infeção focal". [19]**Frank Billings**, um médico norte-americano, definiu as prováveis fontes de infeção no corpo humano.

Billings e colaboradores afirmaram que as doenças sistémicas, incluindo a artrite crónica e a miosite, podem ser o resultado de uma infeção alveolar focal primária ou secundária.[18] (Tabela 1)

Facial tonsils, the peritonsillar tissues and supratonsillar fossa
Abscesses of the gums and alveolar sockets, pyorrhea alveolaris, and septic types of gingivitis (actual periodontal disease)
Sinuses of the head: Maxillary, ethmoidal, sphenoidal, and frontal
Bronchiectatic and pulmonic cavities
Chronic ulcers of the gastrointestinal tract
Chronic appendicitis
Cholecystitis and cholangeitis
Urinary tract
Genital tract
Local, septic, submucous, and subcutaneous foci anywhere in the body

Figura 1 - FONTE DE INFECÇÃO NO CORPO HUMANO EXPLICADA POR FRENKLIN

Rosenow, no ano de 1919, realizou numerosas experiências com animais, produzindo dados que apoiam o conceito de infeção focal. O artigo de Rosenow referia a afinidade demonstrada por um microrganismo específico em relação a um órgão/tecido específico e também enfatizava a capacidade de os microrganismos apresentarem transmutação (variações nas caraterísticas).[21] **Cecil**, no Simpósio de Inter-relação da Medicina e da Medicina Dentária de 1930, propôs que as principais infecções sistémicas do corpo humano com causas obscuras poderiam ter tido origem na cavidade oral.[18,21] **Kopeloff** e muitos outros médicos dos anos 20 e 30 começaram a questionar a exatidão de relacionar todos os distúrbios sistémicos de causa questionável com a infeção oral.[18,22]

Holman, no ano de 1928; Cecil e Miner em 1930 realizaram experiências sobre focos orais de infeção e prevalência de doenças sistémicas. Observaram que muitas doenças sistémicas, incluindo a artrite reumatoide, não revelavam focos infecciosos na cavidade oral. Os poucos casos positivos para focos orais não conseguiram resolver a condição sistémica após a desinfeção. Assim, concluíram que a maioria das doenças sistémicas se originou e progrediu independentemente da presença ou ausência de focos orais de infeção.[18]

A teoria da infeção oral ressurgiu no final da década de 1930 com **Burket e Burn**, que ilustraram a bacteriémia após a massagem do tecido gengival. No mesmo ano, Fish relatou que a bacteriémia transitória era uma caraterística comum após o tratamento cirúrgico das doenças periodontais, incluindo a gengivectomia.[23] Em 1944, Appleton8 propôs três vias para a infeção dentária que resultam em disseminação sistémica. [24]

> Metástase do organismo infecioso por transporte ativo nos vasos sanguíneos ou nos canais linfáticos

> Difusão passiva na linfa ou no sangue, permitindo que os produtos bacterianos atinjam as zonas mais remotas do organismo

> Os produtos da autólise bacteriana podem, por sua vez, ser um alergénio potencial que se dissemina no sangue ou na linfa.

Seguindo Appleton, Miller propôs as possíveis vias de infeção a partir das bolsas periodontais: [19]

a. Sangue e linfa
b. Extensões diretas no tecido
c. A deglutição e a aspiração de material infecioso permitem a passagem pelos tractos gastrointestinal e pulmonar, respetivamente.[19]

Miller também enfatizou a importância da presença de um sistema linfático bem estabelecido que drena a gengiva e os tecidos moles adjacentes. A disseminação do agente infecioso ou dos seus produtos tóxicos para os gânglios linfáticos regionais foi considerada uma possibilidade provável. Vários estudos demonstraram que as extracções dentárias e as profilaxias dentárias podem resultar em bacteriemia transitória que pode levar a endocardite bacteriana em indivíduos susceptíveis. [19]

Geiger (1942) e Rhoads et al. (1950) concluíram que os doentes com condições periodontais correm um maior risco de desenvolver bacteriemia após extracções.1 A profilaxia antibiótica foi introduzida na década de 1940 para suprimir a bacteriemia transitória em doentes periodontalmente comprometidos após extracções ou outros procedimentos cirúrgicos orais. O antibiótico preferido era a penicilina e a sulfonamida. A profilaxia foi administrada antes e depois do procedimento cirúrgico. Os doentes com antecedentes de complicações cardíacas, incluindo substituições de válvulas, foram aconselhados a fazer profilaxia antibiótica para prevenir a endocardite bacteriana subaguda.[18]

A era moderna dos focos orais de infeção Vários estudos surgiram na década de 1950, salientando o papel dos focos orais numa série de doenças sistémicas. [25]

Em 1989, **Mattila et al.** relataram um aumento da prevalência de enfarte agudo do miocárdio em doentes com mau estado oral.[25] Sugeriram que os focos orais têm um impacto independente no início do enfarte do miocárdio na ausência de outros factores de risco de doença cardiovascular. A introdução da biologia molecular mudou a face da investigação biológica nas últimas três décadas. Através da sequenciação genómica, os investigadores conseguiram identificar centenas de novas espécies microbianas.

Em 2006, **Haffajee e Socransky** estimaram que os biofilmes subgengivais acomodam mais de 700 colónias microbianas.10 A introdução de técnicas de microarray permitiu-nos sequenciar cerca de 600 espécies bacterianas de um biofilme individual. Em 1996, o termo "medicina periodontal" foi introduzido pelo workshop mundial de periodontia.[18] O objetivo da criação desta nova disciplina era avaliar o possível papel das doenças periodontais na iniciação e progressão das doenças cardiovasculares. Vários estudos associaram a presença de marcadores inflamatórios elevados, a espessura da íntima-média, o nível glicémico não controlado na diabetes e as alterações do nível de colesterol à doença periodontal.

Como próximo passo na investigação, o foco foi desviado para o acesso aos efeitos após o tratamento e a manutenção de um bom estado periodontal com o estado das condições sistémicas. Os estudos mostraram uma regressão substancial em várias doenças sistémicas após a profilaxia oral e o tratamento da condição periodontal. **Noack et al.** analisaram a composição genética da doença periodontal com várias doenças sistémicas e a maioria dos estudos mostrou uma alteração genética semelhante.[26]

Azarpazhooh e Leake, em 2006, e **Paju e Scannapieco**, em 2007, investigaram a relação entre as bactérias da orofaringe e o aumento da prevalência de pneumonia adquirida no hospital.[27,28] Scannapieco et al., em 2003, relataram uma redução de 40% na incidência de PAH após antibióticos químicos tópicos ou desinfeção mecânica.[29] Estudos recentes de 2003 a 2009 associaram o mau estado periodontal ao baixo peso à nascença, ao nascimento prematuro, à pré-eclâmpsia e à restrição do crescimento fetal. Estudos efectuados por **Lo'pez et al.** e outros mostraram uma redução substancial dos resultados adversos da gravidez após o tratamento e a manutenção de um estado periodontal saudável.[30]

Mais recentemente, foi demonstrado que a terapia periodontal não cirúrgica reduz significativamente os níveis sistémicos de PCR, fibrinogénio e glóbulos brancos, todos eles associados a um risco acrescido de doença coronária (**Bokhari et al.** 2012). [31]Em 2016 **Gomes-Filho et al** estudaram a relação entre o nível glicémico das mães, a periodontite e o peso à nascença e concluíram que a periodontite e os níveis glicémicos pareciam ter influências opostas no peso à nascença, estando a periodontite associada ao BPN e sendo a magnitude da associação alterada em função do nível de glicemia materna.[32] **Zhou et al**, no ano de 2017, a partir do seu estudo, concluiu que a intervenção periodontal intensiva sem qualquer terapia medicamentosa anti-hipertensiva pode ser um meio eficaz para baixar os níveis de PA e PEM em pacientes com pré-hipertensão com periodontite.[33]

D aiuto et al estudaram os efeitos sistémicos do tratamento da periodontite em pacientes com diabetes tipo 2 em 2018 e concluíram que a terapia periodontal intensiva reduziu a HbA1c em pacientes com diabetes tipo 2 e periodontite moderada a grave após 12 meses, em comparação com o grupo de tratamento periodontal controlado, e sugeriram que a avaliação de rotina da saúde oral e o tratamento da periodontite podem ser importantes para o controlo eficaz da diabetes tipo 2.[34]

Apesar do vasto número de estudos que salientam a importância da saúde oral como via para manter a saúde sistémica, muito poucos passos foram dados para integrar medidas de cuidados de saúde oral nos sistemas de saúde pública. A cárie dentária e a periodontite representam uma grande parte da vasta lista de doenças crónicas em todo o mundo. A não aceitação dos cuidados dentários como parte da profilaxia médica resiste a quaisquer tentativas de colmatar o fosso entre a saúde oral e a saúde sistémica.

Miller,s Em (1911)35 W. Miller desafiou o pressuposto de que a infeção oral estava confinada à cavidade oral, propondo que a boca era um foco de infecções que se espalhavam para outras áreas do corpo (Miller 1891). Assim, a teoria da infeção focal nasceu com a preocupação primária com a infeção apical relacionada com o tratamento endodôntico e, mais tarde, com o foco nos organismos periodontais como causa de infeção sistémica em locais distantes. O tratamento primário utilizado para reduzir a infeção sistémica foram as extracções dentárias.

Williams,R. C. e Mahan C J (1960)[36] efectuaram um estudo para descobrir a relação entre a doença periodontal e a diabetes em adultos jovens. Foi selecionado um grupo de nove pacientes entre os diabéticos admitidos por rotina ou encaminhados para o U. S. A. F. Hospital. Os doentes foram escolhidos para o estudo após o controlo da diabetes ter sido efectuado através de métodos padrão de dieta e administração de insulina ou de agentes hipoglicemiantes administrados por via oral. Todos os doentes manifestaram evidência grosseira de doença periodontal no exame físico inicial e foram encaminhados para o periodontista para exame, diagnóstico e planeamento do seu tratamento. Após a estabilização da necessidade de insulina e do programa diabético, o tratamento periodontal adequado e os procedimentos cirúrgicos orais foram realizados sob anestesia local como um único procedimento.Concluíram que a doença gengival e periodontal são comuns em doentes diabéticos jovens. O tratamento da patologia oral através de cirurgia periodontal electiva e extracções, quando indicado, pode melhorar a regulação prática dos doentes diabéticos. A terapia periodontal não precisa de se limitar ao tratamento de pequenas áreas. O tratamento de toda a patologia numa única operação revelou-se benéfico em doentes selecionados.

Mattila, K. J et al (1989)37 estudaram a associação entre a saúde dentária e o enfarte agudo do miocárdio. Com base na impressão clínica de que as infecções dentárias crónicas são comuns entre os doentes com enfarte agudo do miocárdio, foram realizados dois estudos de caso-controlo separados, nos quais se investigou a saúde dentária de doentes com enfarte agudo do miocárdio e de controlos selecionados aleatoriamente na comunidade. Em dois estudos de caso-controlo separados de um total de 100 pacientes com enfarte agudo do miocárdio e 102 controlos selecionados da comunidade ao acaso. A saúde dentária foi classificada através de dois índices, um dos quais foi avaliado às cegas. Com base nestes índices, a saúde dentária era significativamente pior nos doentes com enfarte agudo do miocárdio do que nos controlos. Os resultados indicaram que os doentes com enfarte agudo do miocárdio tinham uma saúde dentária pior do que os controlos equiparados em termos de idade e sexo. As observações indicam que a cárie dentária ou a doença periodontal, ou ambas, são mais comuns entre os doentes com enfarte agudo do miocárdio do que entre os controlos equiparados para a idade e o sexo.

R G Nelson et al (1990)[38] Determinou a prevalência e a incidência da doença periodontal e a sua relação com a diabetes mellitus não insulino-dependente (NIDDM). Foram examinados dois mil duzentos e setenta e três índios Pima (949 homens, 1324 mulheres) com idade superior ou igual a 15 anos entre os anos de 1983 e 1989. A doença periodontal foi diagnosticada pela perda de dentes e pela percentagem de perda de osso alveolar crestal interproximal verificada através de radiografia panorâmica. O estudo concluiu que, embora a doença periodontal fosse comum nos índios Pima não diabéticos, nos quais ocorreu a maioria dos casos incidentes, a diabetes conferiu claramente um risco substancialmente aumentado. Assim, a doença periodontal deve ser considerada uma complicação inespecífica da DMNID.

F DeStefano et al (1993)39 - realizaram um estudo para determinar a relação entre a doença dentária e o risco de doença coronária e mortalidade. Estudo de coorte prospetivo em que os participantes foram submetidos a um exame dentário padrão no início do estudo e foram seguidos até 1987. Entre todos os 9760 indivíduos incluídos na análise, os que apresentavam periodontite tinham um risco 25% superior de doença coronária em relação aos que apresentavam doença periodontal mínima. A má higiene oral, determinada pela extensão dos detritos dentários e do cálculo, também foi associada a um aumento da incidência de doença coronária. Nos homens com menos de 50 anos de idade, a doença periodontal foi um fator de risco mais forte para a doença coronária; os homens com periodontite tinham um risco relativo de 1,72. Tanto a doença periodontal como a má higiene oral mostraram associações mais fortes com a mortalidade total do que com a doença coronária. Os resultados concluíram que a doença dentária está associada a um risco acrescido de doença coronária, particularmente em homens jovens. Não é claro se se trata de uma associação causal. A saúde dentária pode ser um indicador mais geral de higiene pessoal e, possivelmente, de práticas de cuidados de saúde.

Aldridge et al (1995)40 realizaram um estudo simples-cego para determinar os efeitos da melhoria da saúde periodontal no controlo metabólico da diabetes mellitus tipo 1. No primeiro estudo, 41 indivíduos com IDDM com gengivite e periodontite precoce foram distribuídos aleatoriamente por grupos de tratamento (higiene oral e destartarização) ou de controlo. O estudo foi completado por 16 sujeitos experimentais e 15 sujeitos de controlo. A reavaliação após 2 meses mostrou um efeito Hawthorne no grupo de controlo e nenhuma diferença entre os grupos. No entanto, uma análise posterior mostrou uma relação entre a variação individual do controlo metabólico e a inflamação gengival. Um segundo estudo envolveu 23 indivíduos com IDDM com periodontite avançada, que foram aleatorizados para tratamento (terapia inicial completa incluindo planeamento radicular) ou grupos de controlo. Apenas 1 sujeito não completou o estudo, devido a doença. Neste estudo, uma resposta significativa ao tratamento periodontal não foi acompanhada por qualquer melhoria no controlo metabólico. Estes resultados apoiam o conceito de que o efeito do controlo metabólico pode ser predominante na relação entre a IDDM e a saúde periodontal.

G W Taylor et al (1996)[41] testaram a hipótese de que a periodontite grave em pessoas com diabetes mellitus não dependente de insulina (NIDDM) aumenta o risco de um controlo glicémico deficiente. Os dados do estudo longitudinal dos residentes da Comunidade Indígena do Rio Gila foram analisados para indivíduos dentados com idades compreendidas entre os 18 e os 67 anos, incluindo todos aqueles 1) diagnosticados no início do estudo com DMNID (pelo menos 200 mg/dL de glucose plasmática após um teste oral de tolerância à glucose de 2 horas); 2) com hemoglobina glicosilada (HbA1) no início do estudo inferior a 9%; e 3) que permaneceram dentados durante o período de acompanhamento de 2 anos. Foram efectuados exames médicos e dentários em intervalos de 2 anos. A periodontite grave foi especificada de duas formas para análises separadas: 1) como perda de inserção periodontal de 6 mm ou mais em pelo menos um dente indicador; e 2) perda óssea radiográfica de 50% ou mais em pelo menos um dente. Os dados clínicos relativos à perda de inserção periodontal estavam disponíveis para 80 indivíduos que efectuaram pelo menos um exame de acompanhamento, 9 dos quais efectuaram dois exames de acompanhamento com intervalos de 2 anos após a data de referência. Os dados radiográficos de perda óssea estavam disponíveis para 88 indivíduos que fizeram pelo menos um exame de acompanhamento, 17 dos quais fizeram dois exames de acompanhamento. O mau controlo glicémico foi especificado como a presença de HbA, de

9% ou mais no seguimento. Os resultados apoiam a consideração da periodontite grave como um fator de risco para um mau controlo da glicemia. Sugerem a possibilidade de que a prevenção e a gestão da Periodontite possam ser importantes para uma gestão bem sucedida da NIDDM e que os médicos que tratam pacientes com NIDDM devem estar alerta para os sinais de Periodontite grave.

Beck et al (1996)42 realizaram um estudo sobre o efeito da doença periodontal e das doenças cardiovasculares (DCV). O estudo propôs o primeiro mecanismo subjacente às periodontites e às DCV. Foi efectuado um estudo de coorte utilizando dados combinados do Normative Aging Study e do Dental Longitudinal Study patrocinado pelo United States Department of Veterans Affairs. As pontuações médias de perda óssea e as piores pontuações de profundidade de bolsa à sondagem por dente foram medidas em 1.147 homens durante 1968 a 1971. As informações recolhidas durante os exames de acompanhamento mostraram que 207 homens desenvolveram doença coronária (CHD), 59 morreram de CHD e 40 tiveram AVC. Os rácios de probabilidades de incidência ajustados para os factores de risco cardiovascular estabelecidos foram de 1,5, 1,9 e 2,8 para a perda óssea e o total de CHD, CHD fatal e AVC, respetivamente. O estudo sugeriu que a doença periodontal, uma vez estabelecida, fornece uma carga biológica de endotoxina (lipopolissacarídeo) e citocinas inflamatórias (especialmente TxA2, IL-lB, PGE2 e TNF-a) que servem para iniciar e exacerbar a aterogénese e o evento tromboembólico.

Offenbacher et al (1996)43 - foi o primeiro a estudar a infeção periodontal como um possível fator de risco para o nascimento prematuro de baixo peso. Foi realizado um estudo caso-controlo de 124 mães grávidas ou pós-parto. Os casos de BPN foram definidos como uma mãe com um nascimento de menos de 2.500 g e um ou mais dos seguintes factores: idade gestacional < 37 semanas, trabalho de parto pré-termo (PTL) ou rutura prematura das membranas (PROM). Os controlos foram bebés com peso normal à nascença (NBW). As avaliações incluíram uma vasta gama de factores de risco obstétrico conhecidos, tais como o consumo de tabaco, o consumo de drogas, o consumo de álcool, o nível de cuidados pré-natais, a paridade, as infecções geniturinárias e a nutrição. Cada sujeito recebeu um exame periodontal para determinar o nível de fixação clínica. Os casos de BPN e os casos de BPN primíparas (n = 93) apresentavam uma doença periodontal significativamente pior do que os respectivos controlos de BPN. Os dados concluíram que as doenças periodontais representam um fator de risco clinicamente significativo e não reconhecido anteriormente para o baixo peso à nascença pré-termo, como consequência da PTL ou da PROM pré-termo.

Grossi et al (1997)44 avaliaram os efeitos do tratamento da doença periodontal no nível de controlo metabólico da diabetes. Um total de 113 nativos americanos (81 mulheres e 32 homens) que sofriam de doença periodontal e de diabetes mellitus não insulino-dependente (NIDDM) foram distribuídos aleatoriamente por 5 grupos de tratamento. O tratamento periodontal incluiu destartarização e curetagem ultra-sónicas combinadas com um dos seguintes regimes antimicrobianos: 1) água tópica e doxiciclina sistémica, 100 mg durante 2 semanas; 2) clorexidina (CHX) tópica a 0,12% e doxiciclina sistémica, 100 mg durante 2 semanas; 3) iodopovidona tópica e doxiciclina sistémica, 100 mg durante 2 semanas; 4) CHX tópica a 0,12% e placebo; e 5) água tópica e placebo (grupo de controlo). As avaliações foram efectuadas antes e aos 3 e 6 meses após o tratamento e incluíram a profundidade de sondagem (PD), o nível de inserção clínica (CAL), a deteção de Porphyromonas gingivalis na placa subgengival e a determinação da glicose sérica e da hemoglobina glicada (HbA1c). Após o tratamento, todos os grupos de estudo apresentaram melhorias clínicas e microbianas. Os grupos tratados com doxiciclina apresentaram a maior redução da profundidade de sondagem e da Porphyromonas gingivalis subgengival em comparação com o grupo de controlo. Os resultados concluíram que O tratamento eficaz da infeção periodontal e a redução da inflamação periodontal estão associados a uma redução do nível de hemoglobina glicada. O controlo das infecções periodontais deve, portanto, ser uma parte importante da gestão global dos doentes com diabetes mellitus.

Beck etal (2001)[45] estudaram a relação entre a doença periodontal e a espessura da parede íntima-média da artéria carótida (IMT): o risco de aterosclerose nas comunidades (ARIC). Dados transversais sobre 6017 pessoas com idades compreendidas entre os 52 e os 75 anos foram obtidos a partir do exame Atherosclerosis Risk in Communities Study 1996 a 1998... A periodontite foi definida pela extensão da perda de inserção >/=3 mm: nenhuma/leve (<10%), moderada (10% a <30%), ou grave (>/=30%). As covariáveis incluíram idade, sexo, diabetes, colesterol LDL, colesterol HDL, triglicéridos, hipertensão, tabagismo, relação cintura-quadril, educação e raça/centro de estudo. As probabilidades de IMT >/=1 mm foram mais elevadas para a periodontite grave (OR 2,09, IC 95% 1,73 a 2,53) e para a periodontite moderada (OR 1,40, IC 1,17 a 1,67) em comparação com a ausência de periodontite. Num modelo de regressão logística multivariável, a periodontite grave (OR 1,31, IC 1,03 a 1,66) foi associada a IMT >/=1 mm, enquanto se ajustou para os outros factores no modelo.Os resultados do estudo forneceram a primeira indicação de que a periodontite pode desempenhar um papel na patogénese da formação de ateroma, bem como em eventos cardiovasculares.

Lopez et al (2002) 46 realizaram um estudo controlado e aleatório sobre o facto de a terapia periodontal poder reduzir o risco de nascimentos prematuros de baixo peso em mulheres com doença periodontal. Quatrocentas mulheres grávidas com doença periodontal, com idades compreendidas entre os 18 e os 35 anos, foram inscritas. As mulheres foram distribuídas aleatoriamente por um grupo experimental (n = 200), que recebeu tratamento periodontal antes das 28 semanas de gestação, ou por um grupo de controlo (n = 200), que recebeu tratamento periodontal após o parto. O desfecho primário avaliado foi o parto com menos de 37 semanas de gestação ou um bebé com peso inferior a 2.500 g. Os resultados incluíram que a incidência de PVB no grupo de tratamento foi de 1,84% (3/163) e no grupo de controlo foi de 10,11%. A análise de regressão logística multivariada demonstrou que a doença periodontal foi o fator mais fortemente relacionado com o nascimento de bebés prematuros (OR 4,70, IC 95% 1,29 a 17,13). Outros factores significativamente associados a este tipo de partos foram: BPN anterior (OR 3,98, IC 95% 1,11 a 14,21), menos de 6 consultas pré-natais (OR 3,70, IC 95% 1,46 a 9,38) e baixo ganho de peso materno (OR 3,42, IC 95% 1,16 a 10,03). Concluiu-se que a doença periodontal parece ser um fator de risco independente para o BPN. A terapia periodontal reduz significativamente as taxas de BPN nesta população de mulheres com doença periodontal.

Boggess et al (2003)[47] - Trabalhou no sentido de determinar se a doença periodontal materna está associada ao desenvolvimento de pré-eclâmpsia. Uma coorte de 1.115 mulheres grávidas saudáveis foi registada com menos de 26 semanas de gestação e seguida até ao parto. Foram efectuados exames periodontais no momento da inscrição e nas 48 horas seguintes ao parto para determinar a presença de doença periodontal grave ou a progressão da doença periodontal. A pré-eclâmpsia foi definida como pressão arterial superior a 140/90 em duas ocasiões distintas e pelo menos 1+ proteinúria numa amostra de urina cateterizada. De acordo com os resultados Durante o período do estudo, 763 mulheres deram à luz bebés vivos e tinham dados disponíveis para análise. Trinta e nove mulheres tiveram pré-eclâmpsia. As mulheres corriam maior risco de pré-eclâmpsia se tivessem doença periodontal grave no momento do parto (razão de probabilidades ajustada 2,4, intervalo de confiança de 95% 1,1, 5,3), ou se tivessem progressão da doença periodontal durante a gravidez (razão de probabilidades ajustada 2,1, intervalo de confiança de 95% 1,0, 4,4). Concluíram que Após o ajuste para outros factores de risco, a doença periodontal materna ativa durante a gravidez está associada a um risco acrescido de desenvolvimento de pré-eclâmpsia.

Saito et al (2004)[48] estudaram a gravidade da doença periodontal associada ao desenvolvimento de intolerância à glucose em não diabéticos. A relação entre a condição periodontal e os resultados de um teste oral de tolerância à glucose de 75 g foi examinada em 961 adultos em 1998. As bolsas profundas (profundidade média da bolsa > 2,0 mm) foram significativamente associadas à tolerância à glucose diminuída e à diabetes, em comparação com as bolsas pouco profundas (< 1,3 mm). No subgrupo com tolerância normal à glicose 10 anos antes, os indivíduos que posteriormente desenvolveram tolerância à glicose diminuída tinham uma probabilidade significativamente maior de ter bolsas profundas.O estudo concluiu que as bolsas profundas estavam intimamente relacionadas com o estado atual de tolerância à glicose e com o desenvolvimento de intolerância à glicose.

Ide et al (2004)[49] - estudaram os efeitos a curto prazo do tratamento da periodontite crónica nos níveis circulantes de endotoxina, proteína C-reactiva, fator de necrose tumoral alfa e interleucina-6. Vinte e três adultos não fumadores com periodontite crónica receberam raspagem subgengival durante 60 minutos. Foram recolhidas amostras de sangue venoso aos 0, 15, 30, 60 e 120 minutos. O TNF-alfa e a IL-6 foram analisados em todas as amostras e a PCR nas amostras iniciais e finais. Os resultados concluíram que os doentes com periodontite crónica submetidos a um episódio de destartarização subgengival apresentam uma elevação significativa do TNF-alfa e da IL-6 circulantes. Este facto pode ser responsável por relatos anedóticos de pirexia após o tratamento e pode ser significativo em termos da relação entre doença periodontal, bacteriemia e doença cardiovascular.

Saremie et al (2005)[50] - estudaram a relação entre a doença periodontal e a mortalidade na diabetes tipo 2. 628 indivíduos com idade > ou =35 anos, examinámos o efeito da doença periodontal na mortalidade geral e por doenças cardiovasculares em índios Pima com diabetes tipo 2. A anomalia periodontal foi classificada como inexistente ou ligeira, moderada e grave, com base em radiografias panorâmicas e exames dentários clínicos. Os resultados concluem que a doença periodontal é um forte preditor de mortalidade por DIC e nefropatia diabética em índios Pima com diabetes tipo 2. Os doentes com diabetes tipo 2 e periodontite têm uma taxa de mortalidade cardio - renal mais elevada do que os doentes com diabetes tipo 2 isoladamente.

Michalowicz et al (2006)[51] -As doenças periodontais maternas têm sido associadas a um risco acrescido de parto pré-termo e de baixo peso à nascença. Michalowicz et al estudaram o efeito do tratamento periodontal não cirúrgico no nascimento pré-termo. As mulheres entre as 13 e as 17 semanas de gestação foram designadas para serem submetidas a destartarização e alisamento radicular antes das 21 semanas (413 pacientes no grupo de tratamento) ou após o parto (410 pacientes no grupo de controlo). As pacientes do grupo de tratamento também foram submetidas a um polimento dentário mensal e receberam instruções de higiene oral. A idade gestacional no final da gravidez foi o resultado primário pré-especificado. Os resultados secundários foram o peso à nascença e a proporção de bebés que eram pequenos para a idade gestacional. De acordo com os resultados do estudo na análise de acompanhamento, o nascimento pré-termo (antes das 37 semanas de gestação) ocorreu em 49 de 407 mulheres

(12,0%) no grupo de tratamento (resultando em 44 nados vivos) e em 52 de 405 mulheres (12,8%) no grupo de controlo (resultando em 38 nados vivos).
Embora o tratamento periodontal tenha melhorado as medidas de periodontite (P<0,001), não alterou significativamente o risco de parto pré-termo. Não houve diferenças significativas entre os grupos de tratamento e de controlo no peso à nascença ou na taxa de parto de crianças pequenas para a idade gestacional. O estudo concluiu que o tratamento da periodontite em mulheres grávidas melhora a doença periodontal e é seguro, mas não altera significativamente as taxas de parto prematuro, baixo peso à nascença ou restrição do crescimento fetal.

Offenbacher et al (2006)[52] -o objetivo do estudo era estimar se a doença periodontal materna era preditiva de nascimentos pré-termo (menos de 37 semanas) ou muito pré-termo (menos de 32 semanas). Foram incluídas 1.020 mulheres grávidas que receberam um exame periodontal anteparto e pós-parto. Os resultados revelaram que a incidência de parto pré-termo foi de 11,2% entre as mulheres periodontalmente saudáveis, em comparação com 28,6% nas mulheres com doença periodontal moderada-grave. A doença periodontal moderada-grave no anteparto foi associada a um aumento da incidência de partos pré-termo espontâneos (15,2% versus 24,9%). Da mesma forma, a taxa não ajustada de parto muito pré-termo foi de 6,4% entre as mulheres com progressão da doença periodontal, significativamente mais elevada do que a taxa de 1,8% entre as mulheres sem progressão da doença (RR ajustado 2,4, 95% CI 1,1-5,2). Além disso, a progressão da doença periodontal durante a gravidez foi um preditor do resultado adverso mais grave da gravidez, o parto muito pré-termo, independentemente dos factores de risco obstétricos, periodontais e sociais tradicionais.

Tonetti et al (2007)53- - estudaram a possível ligação entre a periodontite e as doenças cardiovasculares. Atribuíram aleatoriamente a 120 pacientes com periodontite grave cuidados periodontais baseados na comunidade (59 pacientes) ou tratamento periodontal intensivo. A função endotelial, avaliada pela medição do diâmetro da artéria braquial durante o fluxo (dilatação mediada pelo fluxo), e os biomarcadores inflamatórios e marcadores de coagulação e ativação endotelial foram avaliados antes do tratamento e 1, 7, 30, 60 e 180 dias após o tratamento. Concluiu-se que o tratamento periodontal intensivo resultou em inflamação sistémica aguda, a curto prazo, e disfunção endotelial. No entanto, 6 meses após o tratamento, os benefícios na saúde oral foram associados à melhoria da função endotelial.

Offenbacher et al (2009)[54] efectuaram um estudo para testar os efeitos do tratamento da doença periodontal materna na incidência de parto pré-termo (parto antes das 37 semanas de gestação). As participantes foram selecionadas para um grupo de tratamento periodontal, que consistia em destartarização e alisamento radicular no início do segundo trimestre, ou para um grupo de tratamento tardio que prestava cuidados periodontais após o parto. A gravidez e o estado periodontal materno foram acompanhados até ao parto e os resultados neonatais até à alta. Foram analisados o resultado primário (idade gestacional inferior a 37 semanas) e o resultado secundário (idade gestacional inferior a 35 semanas). Os resultados mostraram que a terapia periodontal não reduziu a incidência de parto pré-termo.

Morita T et al(2010)[55] - - efectuaram um estudo de coorte sobre a associação entre a doença periodontal e o desenvolvimento da síndrome metabólica. Os sujeitos do estudo consistiram em 1023 trabalhadores adultos (727 homens e 296 mulheres; idade média: 37,3 anos) que foram submetidos a exames médicos e dentários entre 2002 e 2006 e nos quais todos os componentes da síndrome metabólica se encontravam dentro dos valores padrão em 2002. A associação entre a presença de bolsas periodontais e a conversão positiva de componentes do síndroma metabólico foi investigada através de análise de regressão logística múltipla, odds ratios (ORs) e intervalos de confiança (ICs) de 95%.De acordo com os resultados, a presença de bolsas periodontais foi associada a uma conversão positiva de um ou mais componentes metabólicos durante o período de observação de 4 anos (OR: 1,6; IC 95%: 1,1 a 2,2). Os rácios ímpares OR para uma conversão positiva de um componente e de dois ou mais componentes foram 1,4 (IC 95%: 1,0 a 2,1) e 2,2 (IC 95%: 1,1 a 4,1), respetivamente, e a diferença foi significativa para dois ou mais componentes positivos. Dos componentes da síndrome metabólica, as conversões positivas da pressão arterial e do índice de lípidos no sangue foram significativamente associadas à presença de bolsas periodontais. O estudo concluiu que a presença de bolsas periodontais estava associada a uma conversão positiva dos componentes do síndroma metabólico, sugerindo que a prevenção da doença periodontal pode prevenir o síndroma metabólico.

Bokhari et al (2012)56 - A doença periodontal eleva os marcadores inflamatórios sistémicos fortemente associados ao risco de doença coronária (CHD). O objetivo deste ensaio controlado e aleatório foi investigar o efeito da terapia periodontal não cirúrgica na proteína C-reactiva sistémica (PCR), fibrinogénio e glóbulos brancos em pacientes com CHD. O estudo foi completado por 246 indivíduos (grupo de intervenção = 161; grupo de controlo = 85). Foram observadas melhorias significativas nos parâmetros periodontais e sistémicos no grupo de intervenção. O número de indivíduos com CRP > 3mg/L no grupo de intervenção diminuiu em 38% e no grupo de controlo aumentou em 4%. Conclusão: Em doentes com doença coronária e periodontite, a terapia periodontal mecânica não cirúrgica reduziu significativamente os níveis sistémicos de proteína C-reactiva, fibrinogénio e glóbulos brancos.

Engebretson etal (2013)[57] -conduziram o primeiro estudo RCT com o objetivo de determinar se o tratamento periodontal não cirúrgico reduz os níveis de hemoglobina glicada (HbA1c) em pessoas com diabetes tipo 2 e periodontite crónica moderada a avançada. O grupo de tratamento (n = 257) recebeu raspagem e alisamento radicular mais enxaguamento oral com clorexidina na fase inicial e terapia periodontal de apoio aos 3 e 6 meses. O grupo de controlo (n = 257) não recebeu qualquer tratamento durante 6 meses. Foi medida a diferença na alteração do nível de HbA1c em relação à linha de base entre os grupos aos 6 meses. Os resultados secundários incluíram alterações nas profundidades das bolsas de sondagem, perda de inserção clínica, hemorragia à sondagem, índice gengival, nível de glucose em jejum e pontuação da Avaliação do Modelo de Homeostasia (HOMA2). Concluíram que a terapia periodontal não cirúrgica não melhorou o controlo glicémico em pacientes com diabetes tipo 2 e periodontite crónica moderada a avançada. Estes resultados não apoiam a utilização de tratamento periodontal não cirúrgico em pacientes com diabetes com o objetivo de reduzir os níveis de HbA1c.

Gomes-Filho et al (2016)58 estudaram a relação entre o nível glicêmico das mães, a periodontite e o peso ao nascer. Foi realizado um estudo caso-controle com 372 mulheres divididas em casos (109 mães de recém-nascidos com peso ao nascer < 2.500 g) e controles (263 mães de recém-nascidos com peso ao nascer > *2.500 g).* O peso à nascença das crianças foi obtido a partir dos registos médicos, enquanto a informação sobre as caraterísticas sociodemográficas, de estilo de vida e de saúde dos participantes foi obtida através de uma entrevista. Os níveis de hemoglobina glicosilada (HbAlc) foram medidos, e a profundidade de sondagem, os níveis de inserção clínica e a hemorragia à sondagem foram utilizados para determinar o estado periodontal A probabilidade de ter filhos com BPN entre as mães com periodontite foi seis vezes maior do que a observada entre as mães sem periodontite, mesmo após o ajuste. Também se verificou uma relação forte e estatisticamente significativa entre a periodontite e o BPN tanto no grupo de nível glicémico normal (níveis de HbA1c < 5,6%, odds ratio não ajustado [OR não ajustado] = 8,30, IC 95% = 3,56 a 19,35) como no grupo de nível glicémico elevado (níveis de HbA1c > 5.6% e < 6,5%, concluiu-se que a periodontite e os níveis glicémicos parecem ter influências opostas no peso à nascença, estando a periodontite associada ao BPN e sendo a magnitude da associação alterada em função do nível de glicemia materna.

Zhou et al (2017)[59] - Realizou um ensaio clínico para explorar se a terapia periodontal intensiva reduziria os níveis de PA e PEM de pacientes com pré-hipertensão com periodontite. De um total de 107 pacientes, 95 foram submetidos a aleatorização (47 atribuídos ao grupo de tratamento de controlo [CT] e 48 atribuídos ao grupo de tratamento intensivo [IT]) e completaram o ensaio. Os doentes receberam intervenção durante 4 semanas consecutivas e foram seguidos durante 6 meses. Os níveis de PA e PEM foram avaliados no início do estudo e 1, 3 e 6 meses após a intervenção. Os resultados mostraram que as condições periodontais melhoraram significativamente (P <0,05) 6 meses após o tratamento periodontal intensivo. Paralelamente, os resultados primários, incluindo PA sistólica e diastólica e PEMs, foram marcadamente reduzidos no grupo IT em comparação com o grupo CT. A redução dos níveis de PA e PEM esteve relacionada com a melhoria da profundidade de sondagem. O estudo concluiu que, pela primeira vez, a intervenção periodontal intensiva sem qualquer terapia de medicação anti-hipertensiva pode ser um meio eficaz para reduzir os níveis de PA e PEMs em pacientes com pré-hipertensão com periodontite.

Francesco D'Aiuto et al (2018)[60] - Realizou um ensaio clínico controlado e aleatório que teve como objetivo avaliar os efeitos do tratamento periodontal no controlo glicémico em pessoas com diabetes tipo 2. Os pacientes foram distribuídos aleatoriamente (1:1) usando uma tabela gerada por computador para receber tratamento periodontal intensivo (IPT; raspagem subgengival da boca inteira, terapia periodontal cirúrgica e terapia periodontal de suporte a cada 3 meses até à conclusão do estudo) ou tratamento periodontal de controlo (CPT; raspagem e polimento supra-gengival nos mesmos pontos de tempo que no grupo IPT).

O resultado primário foi a diferença entre os grupos na HbAic aos 12 meses na população com intenção de tratar. O autor concluiu que, em comparação com o TPC, o IPT reduziu a HbA1c em pacientes com diabetes tipo 2 e periodontite moderada a grave após 12 meses. Estes resultados sugerem que a avaliação de rotina da saúde oral e o tratamento da periodontite podem ser importantes para uma gestão eficaz da diabetes tipo 2.

Parashar.et al (2018)[61] - realizou um estudo com o objetivo de investigar a relação entre a saúde periodontal e as doenças respiratórias. Um total de 198 pacientes foram incluídos no presente estudo. Noventa e nove pacientes com doenças respiratórias foram incluídos no grupo de teste e 99 pacientes com função pulmonar normal foram adicionados ao grupo de controlo. Foram avaliados parâmetros clínicos como o índice de placa bacteriana, o índice gengival, a perda de inserção e o índice periodontal comunitário. Os resultados mostraram que as pontuações elevadas de vários índices gengivais e periodontais nos doentes respiratórios confirmaram uma maior destruição periodontal em relação a esse grupo, em comparação com o grupo não respiratório.

CAPÍTULO 1

- CARDIOVASCULAR OU SISTEMA CEREBROVASCULAR SISTEMA

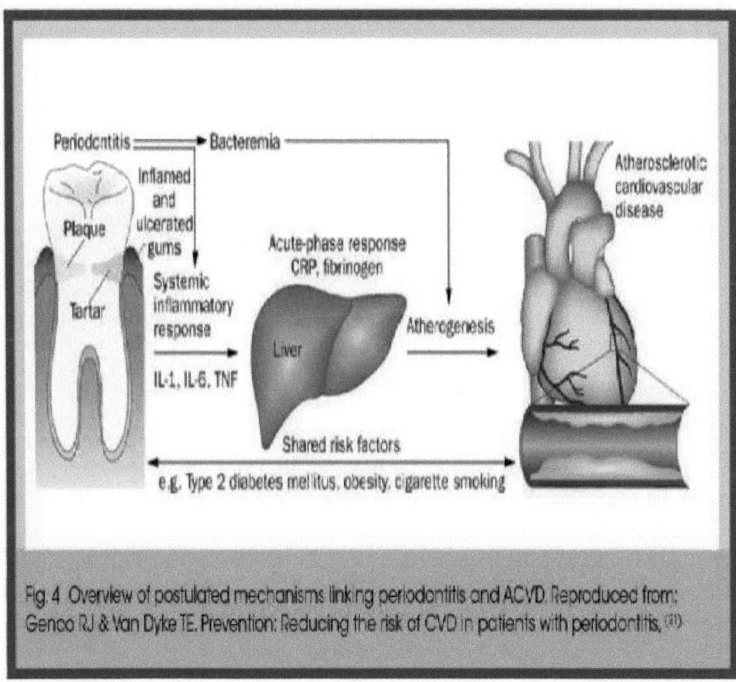

Fig. 4 Overview of postulated mechanisms linking periodontitis and ACVD. Reproduced from: Genco RJ & Van Dyke TE. Prevention: Reducing the risk of CVD in patients with periodontitis.[21]

As doenças cardiovasculares e, em particular, as doenças aterotrombóticas que causam doenças coronárias, acidentes vasculares cerebrais ou doenças vasculares periféricas continuam a ser a principal causa de morte e de incapacidade grave nos países desenvolvidos. A doença cardiovascular é um termo abrangente que engloba uma série de condições, desde a tensão arterial elevada ao enfarte do miocárdio, angina e acidente vascular cerebral.[62] A aterosclerose foi definida como um processo de doença progressivo que envolve as artérias musculares e elásticas de grande a médio porte. A lesão avançada é o ateroma, que consiste em placas intimais focais elevadas com um núcleo central necrótico que contém células lisadas, cristais de ésteres de colesterol, células espumosas carregadas de lípidos e proteínas plasmáticas de superfície, incluindo fibrina e fibrinogénio. Este núcleo central está associado a um infiltrado celular com células hipertróficas do músculo liso, macrófagos e linfócitos T esparsos.[62]

A evidência aponta para uma etiologia infecciosa da doença cardiovascular (DCV), sugerindo que as infecções bacterianas ou virais são potenciais factores de risco para a manifestação de disfunção endotelial e, consequentemente, para a manifestação de DCV.

PATOGÉNESE DA ATEROSCLEROSE

The histological similarities between atherosclerotic plaques and healing inflammatory lesions and proposed a "*response to injury*" hypothesis for their formation. Propôs que a lesão inicial resulta de uma lesão do endotélio e conduz a um processo inflamatório crónico na artéria. Isto resulta na migração de monócitos através do endotélio para o tecido subjacente e na proliferação de células musculares lisas. A ativação dos monócitos nos vasos sanguíneos leva à libertação de enzimas hidrolíticas, citocinas, quimiocinas e factores de crescimento, que induzem mais danos, levando à necrose focal. Os macrófagos também acumulam lípidos, especialmente lipoproteínas de baixa densidade (LDL) na forma oxidada ou modificada. Quando as partículas de LDL ficam retidas na artéria, podem sofrer oxidação progressiva e ser internalizadas pelos macrófagos, com formação de peroxidases lipídicas e acumulação de ésteres de colesterol. Isto resulta na produção de células espumosas. A LDL modificada é quimiotáctica para outros monócitos e pode induzir a produção de factores pelos macrófagos que aumentam a resposta inflamatória.[63.]

Uma estria gorda pode transformar-se numa placa fibrosa, que se torna complexa com um núcleo lipídico, calcificação e deposição de proteínas da matriz extracelular. As células T activadas podem estimular a produção de metaloproteinase pelos macrófagos, que remodelam a placa fibrótica e formam uma capa fibrosa densa. Através da remodelação da matriz extracelular, a capa fibrosa pode tornar-se fina e romper-se, levando à ativação do sistema de coagulação com trombose.[64.]

MECANISMOS PELOS QUAIS AS INFECÇÕES PODEM CONTRIBUIR PARA A ATEROSCLEROSE

Vários mecanismos possíveis podem funcionar independentemente ou em conjunto para explicar a associação entre as infecções em geral, e as infecções periodontais especificamente, e a aterosclerose, o enfarte do miocárdio e o acidente vascular cerebral. Estes são:

1) Efeitos diretos dos agentes infecciosos na formação do ateroma
2) Efeitos indirectos ou mediados pelo hospedeiro desencadeados pela infeção
3) Predisposição genética comum para a doença periodontal e a aterosclerose
4) Factores de risco comuns, como o estilo de vida.[65]

Vários factores de risco comuns implicados na aterogénese e na doença periodontal. Estes podem ser *não modificáveis* (sexo, idade, raça, história familiar, hipertensão, diabetes mellitus, índice de massa corporal, homocisteína, lipoproteína a, glóbulos brancos, fibrinogénio, colesterol total, lipoproteína de baixa densidade) e *modificáveis* (falta de exercício, stress, consumo de álcool, dieta, tabagismo, infecções, PCR). Afirmaram ainda que, para considerar a doença periodontal como um fator de risco para a aterosclerose, a presença de agentes patogénicos associados à doença periodontal deve ser localizada no soro ou nas placas ateromatosas. Além disso, estes agentes patogénicos devem induzir a libertação de citocinas pró-inflamatórias. Por último, devem estar disponíveis modelos animais que demonstrem a aterosclerose induzida por agentes patogénicos periodontais.[65.]

Entre os agentes patogénicos periodontais, *a Porphyromonas gingivalis* tem sido reconhecida como um agente patogénico chave e um fator de risco para a doença periodontal. *A P. gingivalis* afecta a parede do vaso direta e/ou indiretamente através da resposta inflamatória, das respostas imunitárias e da hemostase (Figura 1). A resposta inflamatória do hospedeiro não tem de ser exclusivamente despoletada pelo *P. gingivalis*. Uma hipótese atual sugere um efeito aditivo ou sinérgico resultante de espectadores coincidentes de diferentes origens. Em conjunto, como carga patogénica total, podem ultrapassar um determinado limiar, resultando num significado clínico inequívoco.[65.]

FIGURA 2- INFECÇÃO PERIODONTAL LIGADA À ATEROGÉNESE

UIICCL eiicci	invasão 01 ciiuouienai ecus
Início da aterosclerose	Ativação de células fagocíticas Níveis elevados de lípidos no scrum prejudicam a função dos PMNs Indução da proteína-1 de atração de monócitos
Indução de citocinas	Prostaglandina E2 (PG E2), IL - Ip, TNF-a derivados da periodontite atingem níveis sistémicos potentes
Aumento da PCR	Amostras positivas de scrum e amostras de endarterectomia da carótida
Acumulação de lípidos (estrias gordas)	Deposição de lípidos na aorta utilizando um modelo de coelho após a administração de *P.gingivalis*
Resposta imunitária **Homólogos da proteína de choque térmico (Hsp)**	Reação cruzada no tecido hospedeiro através de anticorpos produzidos contra a Hsp bacteriana
Rutura da placa	Indução da agregação plaquetária
Produção de MMP	Enfraquecimento da placa aterosclerótica

A DOENÇA PERIODONTAL COMO UM MODIFICADOR DA ATEROGÉNESE E EVENTOS TROMBOEMBÓLICOS

A relação entre infecções orais e doenças cardiovasculares é bem conhecida, particularmente no que diz respeito às bacteremias de origem oral como fonte de organismos que infectam válvulas cardíacas danificadas, causando endocardite bacteriana. Surgiram provas que relacionam as infecções periodontais com a doença arterial coronária e o acidente vascular cerebral. [66]

+Um modelo de trabalho hipotético para a base biológica da associação entre a doença periodontal e a aterosclerose, a doença arterial coronária e o acidente vascular cerebral (Figura 2). Estes incluem a periodontite de início precoce, a periodontite refractária, a diabetes mellitus dependente de insulina e a aterosclerose. Este fenótipo tem as seguintes propriedades:[66]

1) Trata-se de um fenótipo sistémico de monócitos hiperinflamatórios que segrega níveis anormalmente elevados de citocinas inflamatórias.

2) Parece estar sujeita a influências genéticas e ambientais. A hiperresponsividade monocítica ao LPS foi mapeada para a área de HLA-DR3/4 ou -DQ. Foi demonstrado que a elevação do LDL sérico induzida pela dieta aumenta as respostas monocíticas ao LPS, proporcionando assim uma influência comportamental ou ambiental no fenótipo $M0^{+}$.

Assim, a doença periodontal, uma vez estabelecida, resulta num desafio vascular crónico e sistémico com LPS bacteriano e citocinas inflamatórias derivadas do hospedeiro que são teoricamente capazes de iniciar e promover a vasculite e a formação de ateroma (Figura 3 e 4).[66,64]

Os estudos sugerem que a presença de periodontite é, pelo menos, um fator de risco moderado para o desenvolvimento de DCV.46 As evidências que associam a doença periodontal a um risco acrescido de DCV mostraram que os doentes com doença periodontal têm um risco 1,5 a 2,0 vezes superior de sofrer uma DCV fatal em comparação com os doentes sem doença periodontal.47 Os homens com doença periodontal <50 anos parecem ter uma maior propensão para DCV. A incidência de acidente vascular cerebral também é maior. Foi proposto que a carga crónica, os antigénios bacterianos, as endotoxinas e as citocinas inflamatórias, que por sua vez contribuem para a progressão de eventos aterogénicos e tromboembólicos.[67]

Está agora a tornar-se claro que a inflamação e a infeção crónicas, como a periodontite, podem influenciar o processo aterosclerótico.[67] A doença periodontal crónica e grave constitui uma fonte rica de produtos microbianos subgengivais e de produtos da resposta do hospedeiro e pode exercer o seu efeito durante um longo período. A infeção periodontal pode induzir alterações nas funções imunitárias que resultam na desregulação metabólica do metabolismo dos lípidos séricos através de citocinas pró-inflamatórias. [67]

Assim, estas citocinas pró-inflamatórias IL-1B e TNF-a produzidas localmente podem exercer efeitos sistémicos, predispondo o doente para uma doença sistémica como a aterosclerose. Esta hipótese é ainda apoiada por descobertas recentes de que o colesterol total, a lipoproteína de baixa densidade e os triglicéridos são significativamente mais elevados em indivíduos com periodontite do que em controlos.[68]

No entanto, não é claro se a periodontite causa um aumento da hiperlipidemia ou se a periodontite e a doença cardiovascular partilham a hiperlipidemia como um fator de risco comum. A periodontite e a DCV partilham potencialmente muitos factores de risco, o mais significativo dos quais pode ser o tabagismo. Existem também semelhanças significativas nos processos patogénicos da DCV e da periodontite, incluindo a hiper-responsividade dos monócitos, a elevação dos níveis sistémicos da proteína C reactiva (PCR), da amiloide sérica A (SAA)54 e do fibrinogénio.[69]

FIGURA 3- MODELO DE TRABALHO HIPOTÉTICO PARA A BASE BIOLÓGICA DA ASSOCIAÇÃO OBSERVADA ENTRE A DOENÇA PERIODONTAL E A ATEROSCLEROSE

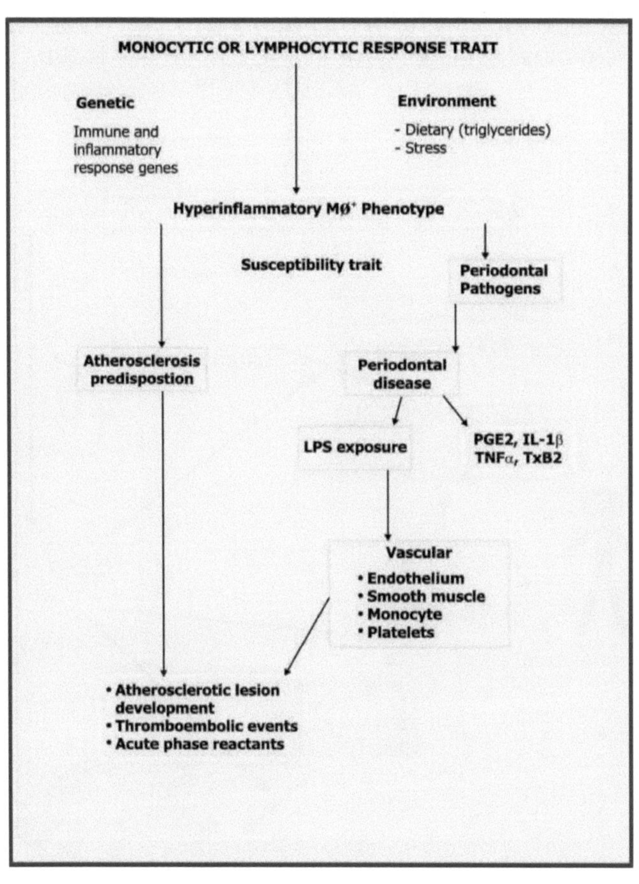
MONOCYTIC OR LYMPHOCYTIC RESPONSE TRAIT
Genetic
Immune and inflammatory response genes
Environment
- Dietary (triglycerides)
- Stress
Hyperinflammatory MØ⁺ Phenotype
Susceptibility trait
Periodontal Pathogens
Atherosclerosis predispostion
Periodontal disease
LPS exposure
PGE2, IL-1β TNFα, TxB2
Vascular
• Endothelium
• Smooth muscle
• Monocyte
• Platelets
• Atherosclerotic lesion development
• Thromboembolic events
• Acute phase reactants

FIGURA 4 - RELAÇÃO ENTRE A PERIODONTITE E AS DOENÇAS CARDIOVASCULARES E OS REAGENTES DE FASE AGUDA

DOENÇA CARDIOVASCULAR

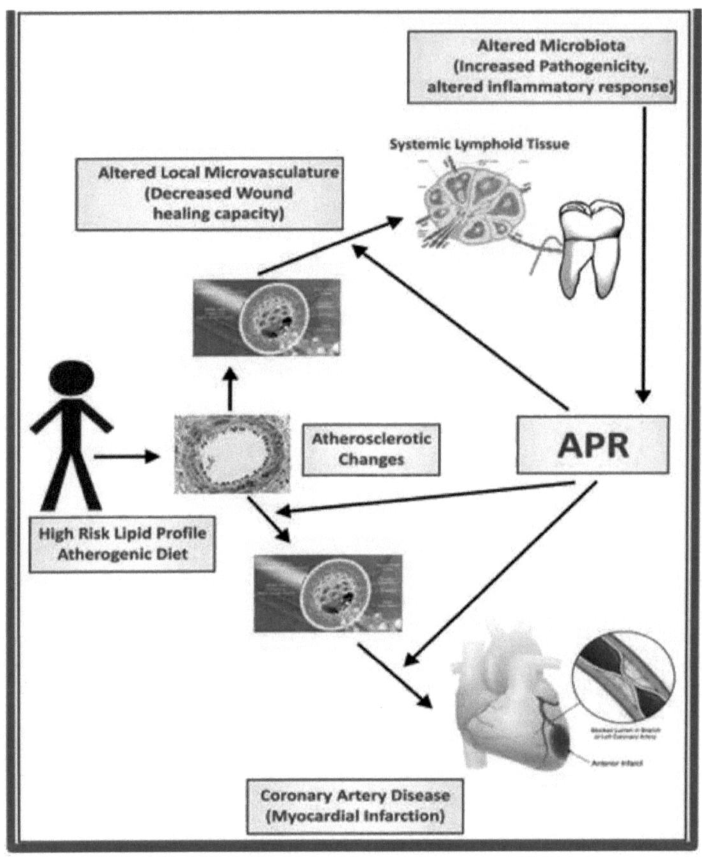

FIGURA 5- MODELO CASUAL PARA A LIGAÇÃO DO REACTOR DE FASE AGUDA DA PERIODONTITE COM DOENÇA CARDIOVASCULAR

LIGAÇÃO DA PERIODONTITE COM A DOENÇA CARDIOVASCULAR

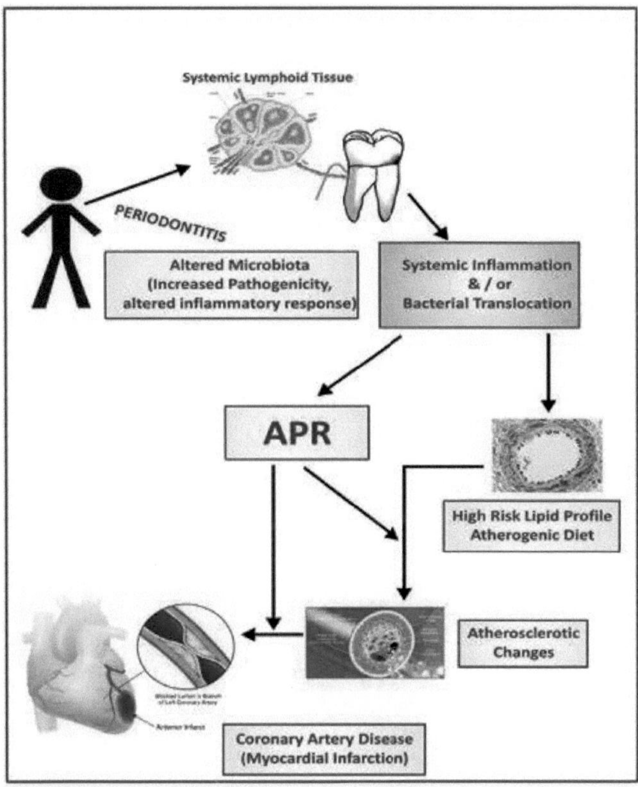

GESTÃO DA DOENÇA PERIODONTAL EM PACIENTES COM ELEVADO RISCO DE ATEROSCLEROSE

Uma vez que existem cada vez mais provas que relacionam as infecções periodontais com a aterosclerose, é razoável que os doentes com doença periodontal em risco de doença aterosclerótica sejam tratados da seguinte forma:

Pa Os doentes com elevado risco de doença aterosclerótica devem efetuar um exame periodontal completo.

Uma história clínica completa que avalia as condições sistémicas, medicamentos e factores de risco para a aterosclerose e condições relacionadas, como doenças cardíacas e AVC.

O tratamento de pacientes com doença periodontal e doença aterosclerótica pré-existente deve ser coordenado entre os profissionais de saúde.

Prevenção da doença periodontal e tratamento completo para erradicar a infeção periodontal, se presente, e evitar a sua recorrência.

Φ Os pacientes devem ser completamente sensibilizados para a possível relação entre a doença cardíaca, o acidente vascular cerebral e a doença periodontal, para que possam

participar na modificação dos factores de risco para a aterosclerose e a doença periodontal, como o tabagismo.[63]
O recente workshop conjunto da Academia Americana de Periodontologia (AAP) e da Federação Europeia de Periodontologia (EFP), que examinou as ligações entre doenças sistémicas5 , fez as seguintes recomendações fundamentais
4- Os médicos devem estar cientes da evidência emergente e reforçada de que a periodontite é um **fator de risco** para o desenvolvimento de DCVA, aconselhando os pacientes sobre esse risco.
4- Os doentes com periodontite que apresentem outros factores de risco de DCVA, como hipertensão, excesso de peso/obesidade, tabagismo, etc., e que não tenham consultado um médico no último ano, devem ser encaminhados para o seu médico.

CAPÍTULO 2

SISTEMA ENDÓCRINO

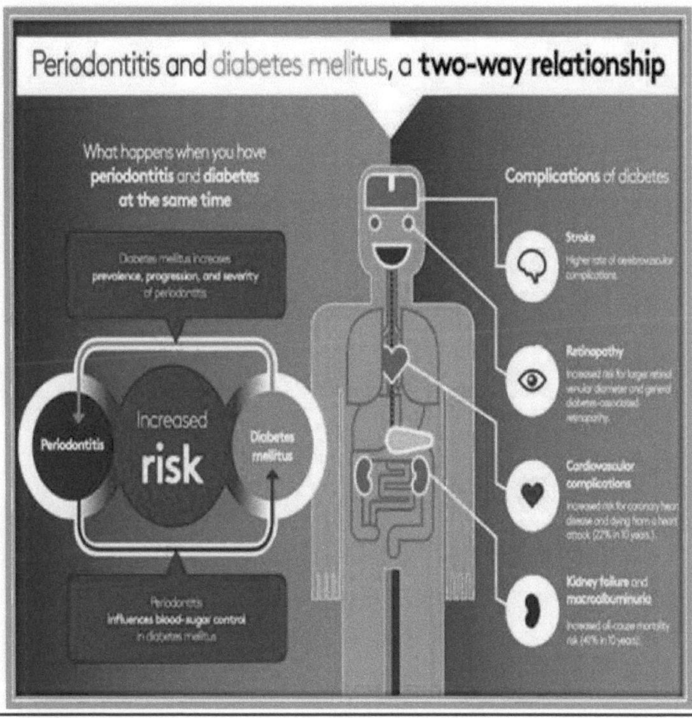

SISTEMA ENDÓCRINO

A diabetes mellitus é uma doença de desregulação metabólica, principalmente do metabolismo dos hidratos de carbono, caracterizada por hiperglicemia que resulta de defeitos na secreção de insulina, de uma ação deficiente da insulina ou de ambos. Também se observam alterações no metabolismo dos lípidos e das proteínas.[17] A elevação crónica da glicose no sangue está associada a disfunções e danos a longo prazo em numerosos órgãos, especialmente nos olhos, rins, coração, nervos e vasos sanguíneos.[71]

A diabetes mellitus inclui uma série de doenças resultantes do mau funcionamento da homeostase da glucose dependente da insulina. Classicamente, apresentam-se como uma tríade de sintomas, incluindo polidipsia, poliúria e polifagia. Estes sintomas são o resultado direto da hiperglicemia e do consequente desequilíbrio osmótico. As principais complicações da diabetes, que incluem a retinopatia, a nefropatia, a neuropatia e as anomalias circulatórias, são o resultado da hiperglicemia. Foram propostos dois mecanismos possíveis para as complicações. O primeiro é a *via do poliol*, em que a glucose é reduzida a sorbitol pela enzima aldol redutase. O sorbitol é considerado uma toxina tecidular e tem sido implicado na maioria das complicações da diabetes.[72] O segundo mecanismo é a *produção de produtos finais de glicação avançada (AGEs)* devido à adição não enzimática de hexoses às proteínas.

Esta alteração de muitas das proteínas do corpo, que incluem o colagénio, a hemoglobina, a albumina plasmática, as proteínas do cristalino e as lipoproteínas, altera a sua função.[7]

CLASSIFICAÇÃO DA DIABETES MELLITUS [71]

- Diabetes tipo 1 (anteriormente, diabetes dependente de insulina)
- Diabetes tipo 2 (anteriormente, diabetes não insulino-dependente)
- Diabetes gestacional
- Outros tipos de diabetes

J Defeitos genéticos na função das células B

J Defeitos genéticos na ação da insulina

-Doenças ou lesões do pâncreas

- Pancreatite, neoplasia, fibrose quística, traumatismo, pancreatectomia

J Infecções

- Citomegalovírus, rubéola congénita

J Diabetes induzida por medicamentos ou produtos químicos

- Glucocorticóides, hormona da tiroide

J Endocrinopatias

- Acromegalia, feocromocitoma, glucagonoma, hipertiroidismo, síndroma de Cushing

FISIOPATOLOGIA

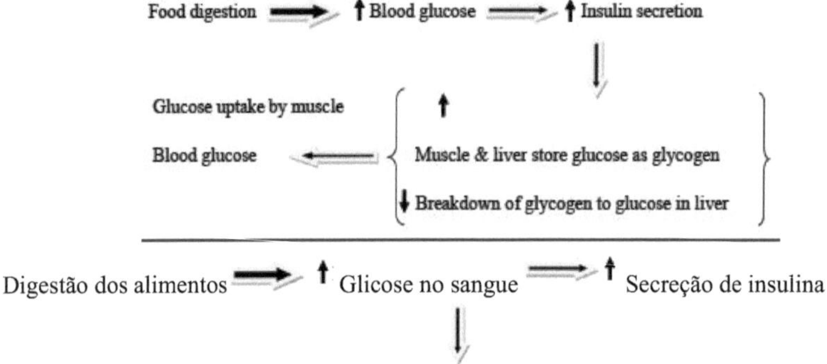

Digestão dos alimentos ↑ Glicose no sangue ↑ Secreção de insulina

Captação de glicose pelo músculo

Glicose no sangue - Os músculos e o fígado armazenam glicose sob a forma de glicogénio

Decomposição do glicogénio em glucose no fígado

DIABETES TIPO 1

A diabetes tipo 1 é causada pela destruição autoimune, mediada por células, das células B produtoras de insulina no pâncreas. Isto resulta numa deficiência absoluta de insulina. A taxa de destruição das células B é variável. Estão disponíveis vários marcadores para avaliar o risco e ajudar no diagnóstico da diabetes tipo 1, incluindo auto-anticorpos para as células dos ilhéus pancreáticos, insulina, ácido glutâmico descarboxilase e tirosina fosfatases.[74] Um ou mais destes marcadores podem ser detectados em 90% dos doentes diabéticos de tipo 1 na altura do diagnóstico inicial.

- A diabetes tipo 1 tem ***múltiplas predisposições genéticas***, mas está também fortemente relacionada com vários factores ambientais. Os gémeos monozigóticos (idênticos) têm uma taxa de concordância para a diabetes tipo 1 de aproximadamente 30 a 50%. Este facto sugere que as influências ambientais se sobrepõem aos componentes genéticos. A suscetibilidade à diabetes tipo I está ligada à presença de determinados antigénios geneticamente determinados que se encontram na superfície celular dos linfócitos, conhecidos como *antigénios leucocitários humanos [HLA]*. Estas associações HLA estão ligadas principalmente aos genes DQ e DR. Alguns loci HLA, como o DR3 e o DR4, estão associados a um maior risco de desenvolver diabetes tipo I, enquanto outros loci podem ser protectores. As alterações nestes antigénios do complexo principal de histocompatibilidade (MHC) nas superfícies celulares podem explicar porque é que os indivíduos se tornam intolerantes aos antigénios próprios, resultando na destruição das células B pancreáticas mediada por células T.[72]

O início da destruição das células B em pessoas com uma suscetibilidade genética para a diabetes tipo 1 pode ser iniciado por um evento ambiental. As infecções virais há muito que são apontadas como possíveis factores desencadeantes, embora as provas não sejam conclusivas. De particular interesse são as infecções pelo vírus coxsackie, citomegalovírus e rubéola. Os auto-antigénios que são depois libertados das células B danificadas são absorvidos por células apresentadoras de antigénios, como os macrófagos. Os auto-antigénios são depois processados e apresentados às células T helper do hospedeiro, que respondem através do aumento da produção de citocinas. Estas citocinas provocam o influxo para os ilhéus pancreáticos de células inflamatórias mononucleares não específicas e específicas do antigénio. Estas células libertam citocinas que acabam por resultar na morte das células B e na perda de produção de insulina.[75]

DIABETES TIPO 2

A diabetes tipo 2 é caracterizada por três anomalias principais:

(1) resistência periférica à insulina, nomeadamente no músculo

(2) diminuição da secreção pancreática de insulina (3) aumento da produção de glicose pelo fígado.

- As evidências sugerem fortemente que o defeito inicial na patogénese da diabetes tipo 2 é a resistência à insulina, que é eventualmente seguida por uma secreção deficiente de insulina.[76] Embora o pâncreas continue a produzir insulina, a presença de resistência à insulina impede o transporte de glicose para as células dos tecidos, causando hiperglicemia. Relativamente

- Em comparação com os indivíduos não diabéticos, a secreção pancreática de insulina também pode estar diminuída, agravando a hiperglicemia. Paradoxalmente, em muitos doentes diabéticos de tipo 2, há de facto um aumento da produção de insulina. Isto é um resultado direto da resistência à insulina e da subsequente diminuição da utilização da glicose. O pâncreas pode responder à má utilização da glicose e à hiperglicemia com um aumento compensatório da produção de insulina, resultando em hiperinsulinemia.[72]

COMPLICAÇÕES CLÁSSICAS DA DIABETES MELLITUS

J Doenças microvasculares

- Retinopatia
- Cegueira
- Nefropatia
- Insuficiência renal
- Neuropatia
- Sensorial
- Autónomo

-Doença macrovascular (aterosclerose acelerada)

- Cardiovascular periférico (doença da artéria coronária)

- Cerebrovascular (AVC)

-Alteração da cicatrização de feridas

J Periodontite - sexta complicação da diabetes.[77]

- A fisiopatologia subjacente às complicações da diabetes é complexa e diversificada. A hiperglicemia é, em grande parte, responsável tanto pelas complicações macrovasculares como pelas microvasculares. A hiperglicemia altera a função celular e produz uma cascata de eventos que conduzem às alterações estruturais observadas nos tecidos afectados. A investigação atual centrou-se nas alterações do metabolismo das lipoproteínas e na glicosilação não enzimática das proteínas como possíveis elos comuns entre estas várias complicações.[72]

1. ***Alterações no metabolismo das lipoproteínas:***

Os doentes diabéticos mal controlados ou não diagnosticados anteriormente apresentam alterações importantes no seu metabolismo das lipoproteínas. Os níveis de triglicéridos estão muitas vezes dramaticamente elevados, enquanto os níveis de lipoproteínas de alta densidade (HDL) estão diminuídos. Os níveis de LDL podem ser normais, mas há frequentemente alterações na composição das LDL. Nalguns casos, os níveis de LDL estão também acentuadamente elevados. A melhoria do controlo glicémico melhora geralmente o metabolismo das lipoproteínas.[78]

A hiperglicemia aumenta a oxidação das LDL, e as LDL oxidadas são muito mais aterogénicas do que a forma nativa. A oxidação das LDL no doente hiperglicémico pode aumentar o stress oxidante, induzindo a quimiotaxia de monócitos/macrófagos nos tecidos afectados, como as paredes dos vasos. Uma vez residente no local do tecido afetado, a LDL oxidada pode induzir alterações na adesão celular, bem como o aumento da produção de factores quimiotácticos, citocinas e factores de crescimento.[79] Isto pode então levar ao aumento da espessura da parede dos vasos e à formação de ateromas e microtrombos nos grandes vasos e a alterações na função das células endoteliais e na permeabilidade vascular na microvasculatura.

2. ***Glicosilação não enzimática de proteínas:***

As proteínas que contêm hidratos de carbono que se acumulam em doentes com hiperglicemia sustentada são conhecidas como *produtos finais de glicosilação avançada (AGEs).*[73]

- A formação de AGEs começa com a ligação da glucose aos grupos amino das proteínas, formando um aduto instável de base de Schiff. Através de um lento rearranjo químico, estes são convertidos num aduto glucose-proteína mais estável, mas ainda reversível, conhecido como *produto de Amadori.* A normalização da glicemia nesta fase resulta na reversão do produto de Amadori. Se a hiperglicemia for mantida, os produtos de Amadori tornam-se altamente estáveis e formam AGEs.

Como os AGEs são irreversíveis, uma vez formados, permanecem ligados às proteínas durante toda a sua vida. Assim, mesmo que a hiperglicemia seja corrigida, o nível de AGEs nos tecidos afectados não volta ao normal.[72] (Figura 6)

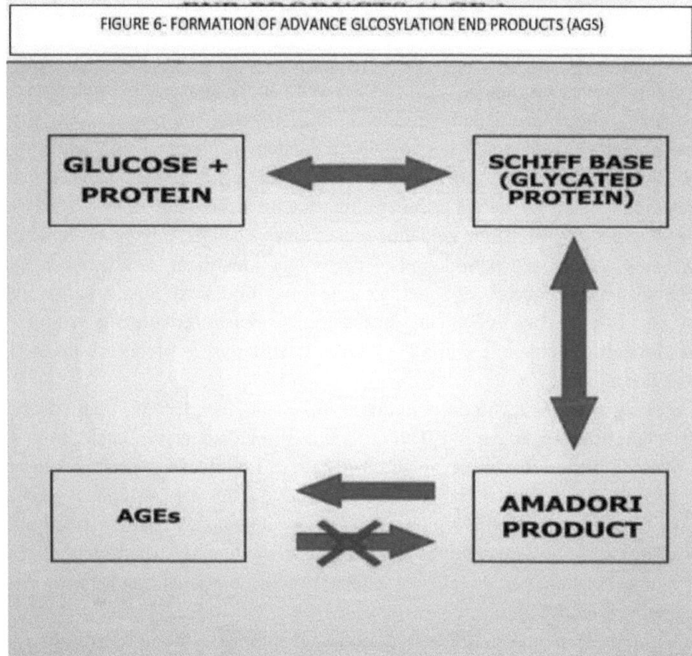

FIGURE 6- FORMATION OF ADVANCE GLCOSYLATION END PRODUCTS (AGS)

A formação de AGEs varia entre indivíduos; os AGEs formam-se em toda a gente e não apenas em pessoas com diabetes. A acumulação de AGEs também aumenta com a idade e pode estar na base de muitas alterações fisiológicas relacionadas com a idade. A acumulação de AGE está muito aumentada em muitos doentes diabéticos.[73]

Os AGEs formam-se no colagénio, um dos principais componentes da matriz extracelular. Uma vez formados, os AGEs provocam um aumento das ligações cruzadas do colagénio, resultando na formação de macromoléculas de colagénio altamente estáveis que são resistentes à degradação enzimática normal e à renovação dos tecidos. Isto provoca a acumulação de proteínas no local afetado. Na parede do vaso sanguíneo, o colagénio modificado por AGE acumula-se, espessando a parede do vaso e estreitando o lúmen. Além disso, o LDL circulante no lúmen do vaso é imobilizado na presença de colagénio arterial modificado por AGE.[79] A quantidade de LDL que se liga covalentemente ao colagénio aumenta à medida que os níveis de AGE aumentam. Por conseguinte, a hiperglicemia contribui para a formação de níveis crescentes de colagénio modificado por AGE na parede do vaso. O LDL circulante liga-se a este colagénio modificado por AGE e contribui para a formação de ateromas na macrovasculatura diabética.[72]

A modificação do colagénio por AGEs também ocorre na membrana basal dos pequenos vasos sanguíneos. O colagénio modificado por AGE acumula-se e aumenta a espessura da membrana basal, alterando o transporte homeostático normal através da membrana.[7]

A interação AGE - RAGE nas células musculares lisas resulta na proliferação celular na parede arterial. Uma vez que os AGE são quimiotácticos para os monócitos, a interação AGE-RAGE induz um aumento do stress oxidante celular e ativa o fator de transcrição Fator Nuclear-κB (Nf-Kb) nos monócitos. Isto altera o fenótipo do monócito/macrófago e resulta num aumento da produção de citocinas pró-inflamatórias e de factores de crescimento como a IL-l, o TNF, o fator de crescimento derivado das plaquetas (PDGF) e o fator de crescimento semelhante à insulina (IGF).[80]

EFEITO DA PERIODONTITE NO CONTROLO GLICÉMICO DA DIABETES

Embora existam provas substanciais que apoiam a consideração da diabetes como um fator de risco para uma saúde periodontal deficiente, existem também provas de que a infeção periodontal afecta negativamente o controlo glicémico na diabetes. As provas indirectas provêm de investigações das relações entre a resistência à insulina e as doenças inflamatórias activas do tecido conjuntivo, outras doenças clínicas e infecções agudas.[81.]

Para compreender os mecanismos celulares/moleculares responsáveis pela associação cíclica entre a diabetes e a infeção periodontal, é necessário identificar as alterações fisiológicas comuns associadas à diabetes e à periodontite que produzem uma sinergia quando as condições coexistem. Uma potencial ligação mecanicista envolve o amplo eixo da inflamação, especificamente o fenótipo das células imunitárias, os níveis séricos de lípidos e a homeostasia dos tecidos.[82.]

Devido à elevada vascularização do periodonto inflamado, este tecido inflamado pode servir como uma fonte endócrina para o TNF-a e outros mediadores inflamatórios. Devido à predominância de bactérias anaeróbias Gram-negativas na infeção periodontal, o epitélio da bolsa ulcerada pode constituir uma fonte crónica de desafio sistémico para produtos bacterianos e mediadores inflamatórios produzidos localmente. Foi demonstrado que o TNF-a, a IL-6 e a IL-1, todos mediadores importantes na inflamação periodontal, têm efeitos importantes no metabolismo da glicose e dos lípidos, particularmente após um desafio infecioso agudo ou um trauma.[83.]

Um modelo segundo o qual a infeção periodontal crónica poderia ampliar a resposta já elevada de citocinas associada ao estado diabético e contribuir para o peso global da inflamação sistémica. As células-alvo mielóides e não mielóides, como os monócitos, macrófagos e células endoteliais, que são os principais intervenientes nesta resposta ampliada, respondem aos sinais tanto das condições relacionadas com a diabetes como da infeção periodontal. Especificamente, o recetor scavenger de macrófagos e o recetor de manose têm ambos uma ampla especificidade de ligando e são, portanto, classificados como *receptores de reconhecimento de padrões*. A ampla ligação do recetor scavenger de macrófagos (SR)-A inclui o reconhecimento de LPS, ácido lipoteicóico (LTA), bactérias inteiras, proteínas modificadas e especialmente LDL oxidada e AGEs. Os fagócitos mononucleares já activados e preparados pela ligação às proteínas AGE, quando desafiados com LPS de organismos periodontais, apresentam uma resposta ampliada com ativação da cascata inflamatória, levando a uma maior destruição do tecido conjuntivo periodontal e a um aumento da gravidade da diabetes.[84]

Os doentes diabéticos são propensos a níveis elevados de colesterol de lipoproteínas de baixa densidade e de triglicéridos (LDL/TRG), mesmo quando os níveis de glucose no sangue estão bem controlados. Este facto é significativo, uma vez que estudos recentes demonstram que a hiperlipidemia pode ser um dos factores associados às alterações das células imunitárias induzidas pela diabetes. Estudos recentes em humanos estabeleceram uma relação entre níveis elevados de lípidos séricos e periodontite. Algumas evidências sugerem agora que a própria periodontite pode levar à elevação do LDL/TRG. Foi demonstrado que a bacteriemia/endotoxemia induzida pela periodontite causa elevações de citocinas pró-inflamatórias séricas, como a IL-ie e o TNF-a, que demonstraram produzir alterações no metabolismo lipídico, levando à hiperlipidemia.[82]

CAPÍTULO 3

SISTEMA RESPIRATÓRIO

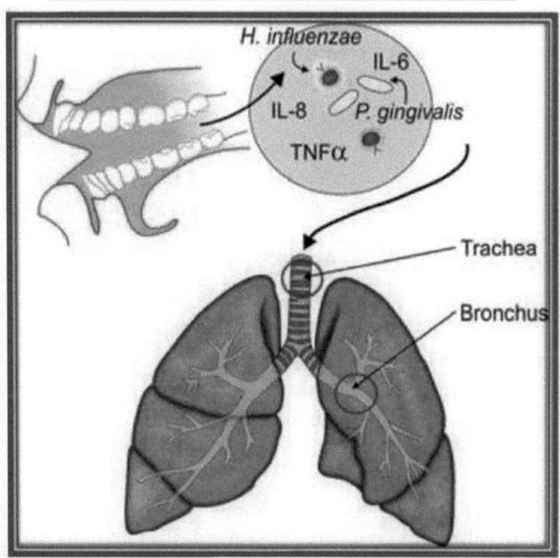

SISTEMA RESPIRATÓRIO

As doenças respiratórias são responsáveis por um número significativo de mortes e por um sofrimento considerável nos seres humanos. As provas acumuladas sugerem que os distúrbios orais, particularmente a doença periodontal, podem influenciar o curso de infecções respiratórias como a pneumonia bacteriana e a doença pulmonar obstrutiva crónica (DPOC).[85] As bactérias periodontopáticas orais podem ser aspiradas para o pulmão e causar pneumonia por aspiração. Os dentes podem também servir de reservatório para a colonização de agentes patogénicos respiratórios e subsequente pneumonia nosocomial.[86]

PNEUMONIA BACTERIANA

A pneumonia é uma infeção do parênquima pulmonar causada por uma variedade de agentes infecciosos, incluindo bactérias, micoplasmas, fungos, parasitas e vírus. O aparecimento contínuo de bactérias resistentes aos antibióticos (por exemplo, *pneumococos* resistentes à penicilina) sugere que a pneumonia bacteriana assumirá uma importância crescente nos próximos anos.

A pneumonia pode ser classificada em dois tipos, no que diz respeito aos seus agentes causadores:

- Comunidade adquirida
- Adquirida no hospital (nosocomial)

A pneumonia bacteriana adquirida na comunidade é normalmente causada por agentes patogénicos que residem na mucosa orofaríngea, como o *Streptococcus pneumonia* e *o Haemophilus*

gripe, pneumonia por Mycoplasma, pneumonia por Chlamydia, Legionella pneumophila, Candida albicans e espécies anaeróbias.[86]

A pneumonia nosocomial é frequentemente causada por bactérias que não residem normalmente na orofaringe, mas que entram neste meio a partir do ambiente. Estas incluem bacilos Gram negativos (entéricos, tais como *Eschereschia coli, Klebsiella pneumoniae, Serratia* sps, *Enterobactersps.*), *Pseudomonas aeruginosa* e *Staphylococcus aureus.*[85]

DOENÇA PULMONAR OBSTRUTIVA CRÓNICA (DPOC) E ENFISEMA

É uma doença caracterizada por obstrução crónica ao fluxo de ar com produção excessiva de expetoração resultante de bronquite crónica (BC) e/ou enfisema.[87]

A bronquite crónica resulta de uma irritação das vias respiratórias brônquicas, que provoca um aumento da proporção de células secretoras de muco no epitélio das vias respiratórias.

O enfisema é definido como a distensão dos espaços aéreos distais ao bronquíolo terminal com destruição dos septos alveolares.

FACTORES DE RISCO DE COPD:

Estes incluem uma história de consumo prolongado de cigarros e condições genéticas como a presença de um gene defeituoso da al-antitripsina, uma variante dos genes da a1-antitimotripsina, da a2-macroglobulina, da proteína de ligação à vitamina D e do antigénio do grupo sanguíneo. Outros factores de risco ambientais incluem a exposição crónica a poluentes atmosféricos tóxicos (por exemplo, fumo passivo).[83]

PATOGÉNESE DA INFECÇÃO BACTERIANA RESPIRATÓRIA

O pulmão é composto por numerosas unidades formadas pela ramificação progressiva das vias respiratórias. As vias respiratórias de cada unidade respiratória terminal (bronquíolo, ducto alveolar, saco alveolar e alvéolos) são revestidas por células epiteliais muito próximas dos capilares na sua vertente basal, o que permite uma troca eficaz de gases. As vias aéreas inferiores são normalmente estéreis, apesar de as secreções das vias aéreas superiores estarem fortemente contaminadas com microrganismos provenientes das superfícies oral e nasal. A esterilidade das vias aéreas inferiores é mantida por reflexos de tosse intactos, pela ação das secreções traqueobrônquicas e pelo transporte mucociliar de microrganismos inalados e de material particulado do trato respiratório inferior para a orofaringe, e por factores de defesa imunitários e não imunitários (imunidade mediada por células, imunidade humoral e leucócitos polimorfonucleares). Os factores de defesa estão contidos numa secreção que reveste o epitélio pulmonar. A secreção contém surfactante, outras proteínas como a fibronectina, complemento e imunoglobulinas. O pulmão também contém um rico sistema de células fagocíticas residentes que removem microorganismos e detritos particulados.[85,87.]

Os microrganismos podem contaminar as vias respiratórias inferiores por quatro vias possíveis:

1) Aspiração do conteúdo orofaríngeo,

2) Inalação de aerossóis infecciosos,

3) Propagação da infeção a partir de locais contíguos, e

4) Disseminação hematogénica a partir de locais de infeção extrapulmonares (por exemplo, translocação a partir do trato gastrointestinal).[16]

PAPEL DAS BACTÉRIAS ORAIS NA PATOGÉNESE DA INFECÇÃO RESPIRATÓRIA

As espécies bacterianas orais implicadas na causa de pneumonia e abcessos pulmonares são *Actinobacillus actinomycetemcomitans, Actinomyces israelii,* espécies *Capnocytophaga, Eikenella corrodens, Prevotella intermedia, Porphyromonas gingivalis* e *Streptococcus constellatus.*[16]

Existem vários mecanismos para explicar o papel potencial das bactérias orais na patogénese das doenças respiratórias

- *gingivalis, Actinobacillus actinomycetemcomitans*, etc.) para o pulmão para causar infeção,

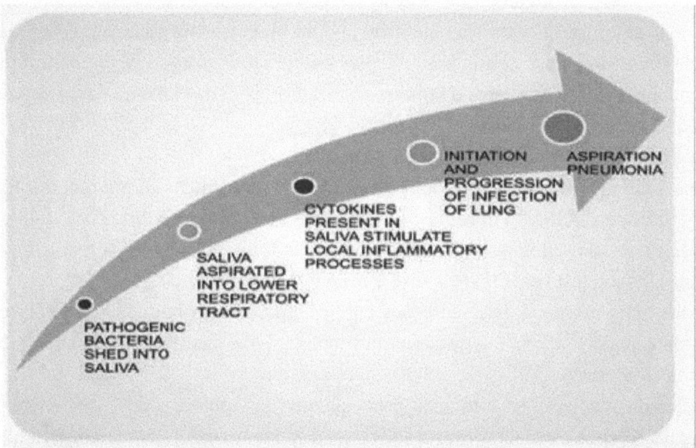

FIGURA 7- A ASSOCIAÇÃO DE DOENÇAS PERIODONTAIS NA SALIVA PODE MODIFICAR A MUCOSA SURFCE PARA PROMOVER A ADESÃO E COLONIZAÇÃO POR INFECÇÃO RESPIRATÓRIA.

Aspiração de agentes patogénicos orais (como os agentes patogénicos *Porphyromonas*, que são depois aspirados para o pulmão),

- As enzimas da saliva associadas à doença periodontal podem destruir as películas salivares das bactérias patogénicas para impedir a sua eliminação da superfície da mucosa
- As citocinas provenientes dos tecidos periodontais podem alterar o epitélio respiratório para promover

infeção por agentes patogénicos respiratórios.[88]

- Aspiração de agentes patogénicos orais

A cavidade oral é um importante reservatório de agentes patogénicos bacterianos que causam doenças pulmonares. A incidência de colonização orofaríngea por agentes patogénicos respiratórios parece ser mais comum em pacientes com dentes ou dentaduras do que em pacientes edêntulos que não usam dentaduras. A diminuição da salivação e do pH salivar pode promover a colonização por agentes patogénicos respiratórios; estas condições ocorrem em doentes e naqueles que recebem vários medicamentos.[89]

A colonização oral por agentes patogénicos respiratórios é comum em pacientes institucionalizados, especialmente aqueles admitidos em UCIs hospitalares e em idosos debilitados ou hospitalizados.[16.]

Modificação das superfícies mucosas por enzimas associadas à doença periodontal na saliva

Os agentes patogénicos respiratórios, como a *P. aeruginosa*, podem aderir melhor às células epiteliais orais obtidas de doentes colonizados por agentes patogénicos respiratórios do que às células colhidas de doentes não colonizados. O tratamento com tripsina de células epiteliais de pacientes não colonizados in vitro resultou num aumento da adesão de agentes patogénicos respiratórios. Isto sugere que uma alteração da mucosa promoveu uma maior adesão bacteriana por parte destas bactérias. Esta alteração é talvez a perda de fibronectina (por exposição a proteases) da superfície da célula epitelial, que pode desmascarar os receptores da superfície da mucosa para adesinas de agentes patogénicos respiratórios.[90.]

Destruição da película salivar protetora por bactérias orais

Os indivíduos com má higiene oral podem ter níveis elevados de enzimas hidrolíticas (por exemplo, sialidase) na saliva. Estas enzimas podem processar as mucinas para reduzir a sua capacidade de se ligarem e eliminarem agentes patogénicos como o *H. influenzae*. Por outro lado, as enzimas podem processar o epitélio respiratório para modular a adesão de tais agentes patogénicos à superfície da mucosa.[84]

Citocinas que podem alterar o epitélio respiratório

Os agentes patogénicos orais estimulam continuamente as células do periodonto (células do epitélio, células endoteliais, fibroblastos, macrófagos e glóbulos brancos) a libertar uma grande variedade de citocinas e outras moléculas biologicamente activas. Estas são a interleucina (IL)-1a, a IL-ie, a IL-6, a IL-8 e o TNF-a [91]

As bactérias orais presentes nas secreções entram em contacto com as superfícies epiteliais respiratórias e podem aderir à superfície da mucosa. Estas bactérias orais aderentes podem estimular as citocinas.

pelo epitélio da mucosa. As citocinas provenientes dos tecidos orais, que saem do sulco gengival para serem misturadas com a saliva total, podem contaminar o epitélio respiratório distal para estimular as células epiteliais respiratórias. Estas células estimuladas podem então libertar outras citocinas que recrutam células inflamatórias para o local. [92]Estas células inflamatórias podem libertar enzimas hidrolíticas e outras moléculas modificadoras, resultando num epitélio danificado que pode ser mais suscetível à colonização por agentes patogénicos respiratórios. (Figura 8 e 9)[92]

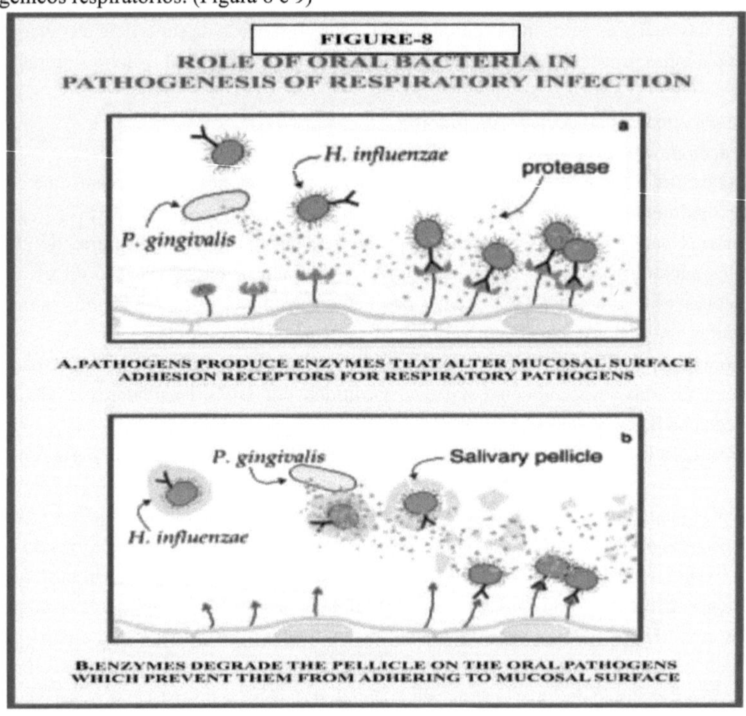

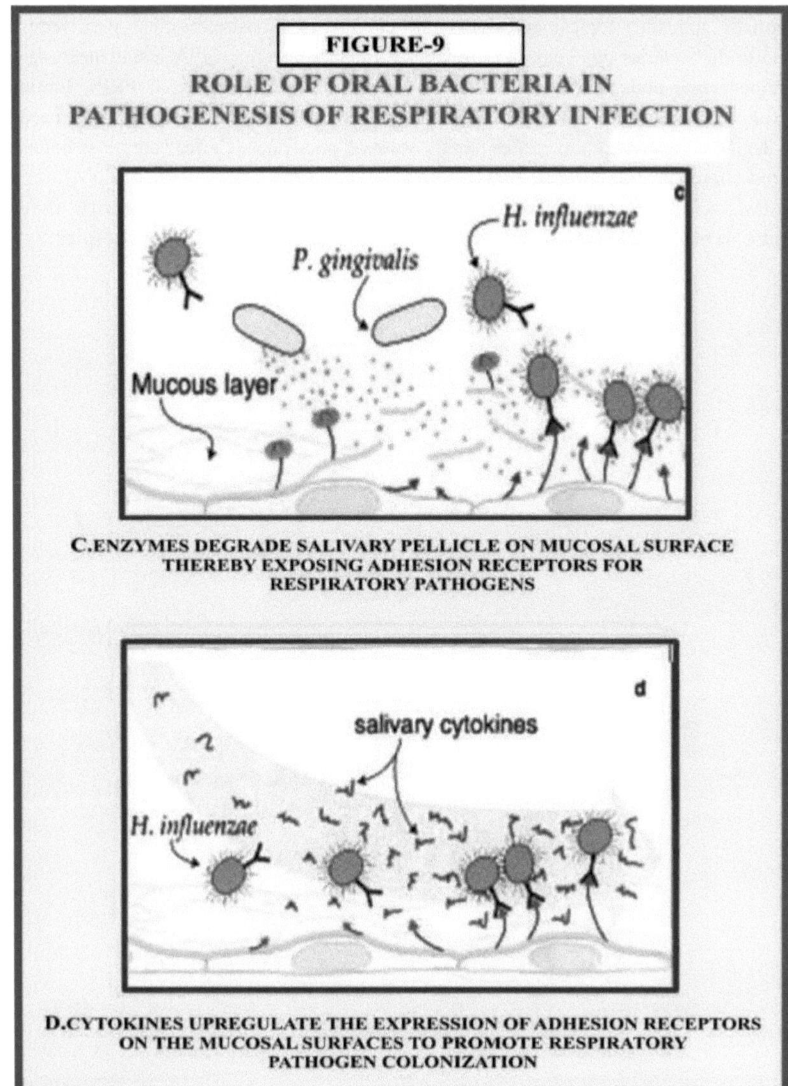

PREVENÇÃO DA COLONIZAÇÃO ORAL POR POTENCIAIS AGENTES RESPIRATÓRIOS

PATÓGENOS

Devido ao papel fundamental que a colonização bacteriana orofaríngea desempenha na patogénese da pneumonia bacteriana, foram propostos vários métodos para reduzir ou eliminar a colonização em doentes susceptíveis, como os que estão a ser tratados por ventilação mecânica. Uma melhor higiene oral pode diminuir a ocorrência de colonização orofaríngea de PRPs e, assim, diminuir o risco de doença respiratória.

Existe um método, denominado *Descontaminação Digestiva Selectiva (DDS*), que utiliza antibióticos aplicados topicamente na superfície do trato gastrointestinal para reduzir o transporte de bactérias patogénicas e prevenir a infeção respiratória. A manutenção de uma boa higiene oral pode, por si só, reduzir a colonização orofaríngea por PRPs. Embora a clorexidina tenha uma utilização generalizada em medicina dentária para inibir a formação de placa dentária, gengivite e ulcerações da mucosa oral, pode não ser eficaz contra as potenciais bactérias Gram-negativas típicas. Esta

pode dever-se ao facto de a clorexidina funcionar melhor quando os dentes estão livres de depósitos de placa bacteriana, o que é improvável em doentes internados num hospital.[93.]

CAPÍTULO 4

SISTEMA REPRODUTOR

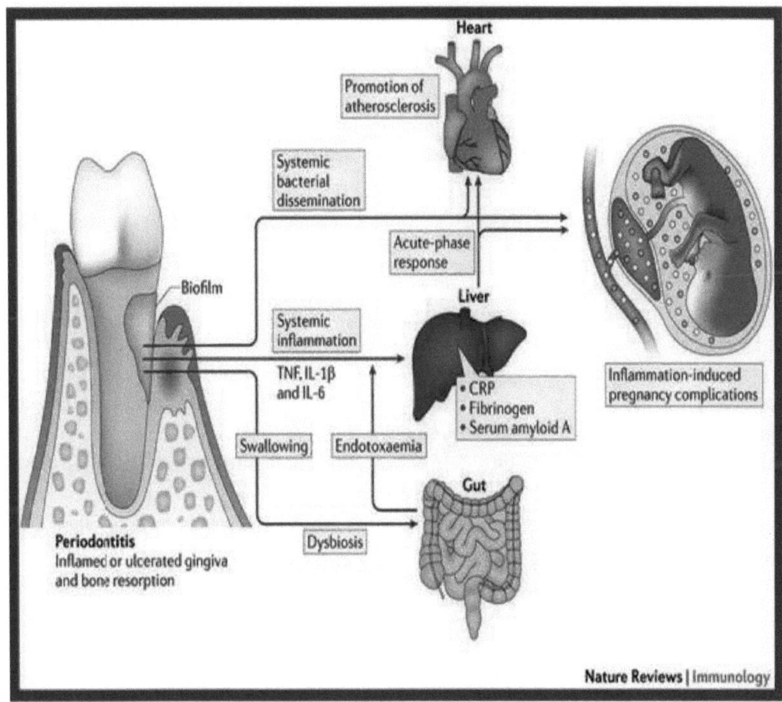

Introdução

Durante muitos anos, acreditou-se que as bactérias patogénicas específicas encontradas no biofilme da placa dentária eram as únicas responsáveis pelas doenças periodontais. Embora se saiba que as bactérias patogénicas são uma faceta do processo da doença e que estão constantemente presentes, não são a única causa da periodontite. A resposta do hospedeiro ao insulto bacteriano modula a gravidade da doença, activando o sistema imunitário para mediar o processo da doença. A forma como o hospedeiro responde às bactérias patogénicas modula o início e a progressão da doença. Isto é evidenciado pelo facto de a gengivite nem sempre progredir para periodontite.[94]

Ao longo dos anos, foram identificados vários factores de risco para a periodontite.

Por exemplo, o stress, os maus hábitos alimentares com elevado consumo de açúcar, o tabagismo, a obesidade, a idade e uma má higiene dentária contribuem para o desenvolvimento da doença periodontal. ***Outros factores de risco importantes incluem o ranger dos dentes, factores genéticos, outros factores familiares e outras doenças médicas como a diabetes, o cancro ou a SIDA, restaurações dentárias defeituosas, uso de medicamentos e condições que alteram os níveis de estrogénio (puberdade, gravidez e***

menopausa).[95]

Existe um interesse considerável na ligação entre a saúde oral e a saúde sistémica entre os profissionais dentários e médicos. As provas actuais sugerem que a doença periodontal está associada à gravidez. Muitos estudos recentes relataram que a doença periodontal materna pode contribuir de forma independente para ***resultados anormais da gravidez, incluindo parto prematuro, baixo peso ao nascer, risco de pré-eclâmpsia, mortalidade e restrição de crescimento.*** No entanto, os

Não está ainda estabelecida a forma como a periodontite influencia os resultados da gravidez.[19] Estima-se que mais de 50% das mulheres grávidas sofram de alguma forma de doença gengival, seja gengivite ou periodontite, com os relatos de prevalência a oscilar entre 30%-100% para a gengivite e 5%-20% para a periodontite. A prevalência de doenças periodontais durante a gravidez fundamenta a estratégia definida pelo cirurgião-geral, na medida em que o tratamento periodontal durante a gravidez pode potencialmente melhorar a saúde materna e infantil.

A doença periodontal e o seu impacto na gravidez[94]

A infeção periodontal é uma das muitas infecções que têm sido associadas a resultados adversos na gravidez. A hipótese de que as condições periodontais influenciam o resultado de uma gravidez não é uma ideia nova. Em **1931, Galloway** identificou que a infeção focal encontrada nos dentes, amígdalas, seios nasais e rins representa um risco para o feto em desenvolvimento. A sua informação remontava a **1916**, quando cobaias grávidas foram inoculadas com estreptococos eluídos de fetos humanos natimortos. Esta inoculação resultou numa taxa de aborto de 100%. Para mostrar o impacto nos seres humanos, obteve uma série de radiografias da boca completa de 242 mulheres que se apresentaram para cuidados pré-natais.

Galloway resumiu que a remoção de um foco de infeção conhecido, que tinha demonstrado claramente ser uma fonte de perigo para qualquer mulher grávida, era mais benéfica do que permitir que a infeção se mantivesse durante toda a gravidez. Sugeriu ainda que todos os focos de infeção deveriam ser removidos no início da gravidez. É amplamente reconhecido que uma boa saúde oral mantém as estruturas dentro da cavidade oral.

A gravidez proporciona desafios únicos de diagnóstico e tratamento para o clínico periodontal. É uma oportunidade para individualizar os cuidados numa altura em que a paciente pode experimentar as alterações fisiológicas e psicológicas mais profundas da sua vida. Existe consciência relativamente à gravidez e ao seu efeito na doença periodontal; no entanto, evidências recentes indicam uma relação inversa com a doença sistémica.[94] A ligação proposta entre a periodontite materna e os bebés prematuros de baixo peso à nascença é particularmente convincente.

A Organização Mundial de Saúde define o *nascimento pré-termo* como qualquer nascimento vivo com menos de 37 semanas de gestação. Um parto com menos de 32 semanas é denominado muito pré-termo e um parto com menos de 28 semanas é considerado extremamente pré-termo. O peso à nascença é considerado baixo se for <2500g, muito baixo se for <1500g e extremamente baixo se for <1000g.[95] O nascimento pré-termo (PTB) que ocorre com menos de 37 semanas de gestação e associado a um baixo peso à nascença inferior a 2500 gramas (cerca de 5 У2 gramas) representa a principal causa de morbilidade neonatal e, entre os sobreviventes, um dos principais contribuintes para a incapacidade a longo prazo.[96]

A história de parto pré-termo espontâneo foi identificada como o fator de risco mais significativo para o nascimento pré-termo; outros factores de risco incluem a pré-eclampsia, infecções do trato geniturinário, trombofilia, baixo estatuto socioeconómico, idade materna muito jovem ou avançada, multiparidade, cuidados pré-natais inadequados e o consumo de álcool e tabaco. Apesar da extensa literatura sobre o assunto e da melhoria dos cuidados pré-natais, não se registou uma diminuição significativa da incidência de factores pendentes que contribuem para resultados anormais da gravidez.

PTB nas sociedades desenvolvidas. Isto levou a crer que outros factores podem contribuir para o nascimento pré-termo.[97]

A periodontite tem o potencial de afetar os resultados do parto através de um desafio bacteriano ou inflamatório direto com origem no periodonto.[97] As infecções maternas podem produzir alterações na gestação normal regulada por citocinas e hormonas, resultando em trabalho de parto pré-termo, rutura prematura das membranas e nascimento pré-termo.[97]

Gengiva na puberdade

À medida que a idade adulta se aproxima, a gravidade da reação gengival diminui, mesmo quando os factores locais persistem. No entanto, o retorno completo à saúde normal requer a remoção desses factores. Embora a prevalência e a gravidade da doença gengival estejam aumentadas na puberdade, a gengivite não é uma ocorrência universal durante este período; com uma boa higiene oral, pode ser evitada.[94]

Alterações gengivais associadas ao ciclo menstrual[95]

Regra geral, o ciclo menstrual não é acompanhado por alterações gengivais notáveis, mas ocorrem problemas ocasionais. As alterações gengivais associadas à menstruação têm sido atribuídas a desequilíbrios hormonais e, em algumas doentes, podem ser acompanhadas por uma história de disfunção ovárica.

Durante o período menstrual, a prevalência da gengivite aumenta. Algumas doentes queixam-se de sangramento das gengivas ou de uma sensação de inchaço e tensão nas gengivas nos dias que antecedem o fluxo menstrual. Os exsudados da gengiva inflamada aumentam durante a menstruação, mas o fluido crevicular da gengiva normal não é afetado. A mobilidade dos dentes não se altera significativamente durante o ciclo menstrual. A contagem de bactérias salivares aumenta durante a menstruação e na ovulação, até 14 dias antes.[95]

FIGURA 10- PATOGÉNESE DO TRABALHO DE PARTO PRÉ-TERMO

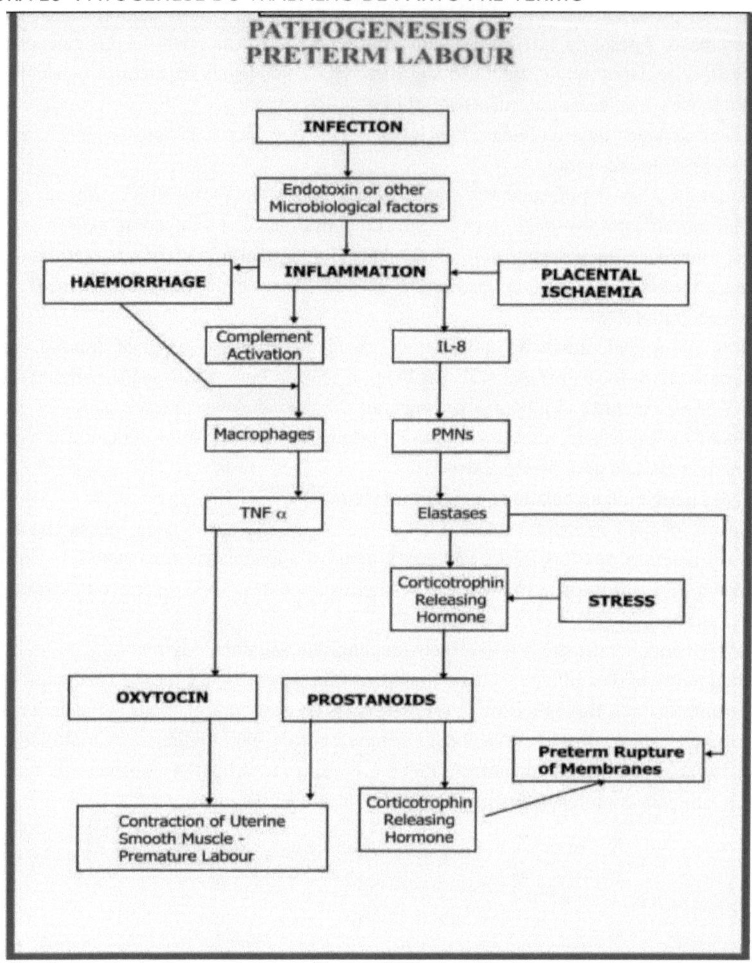

As infecções periodontais podem mediar o BPF através de um ou mais dos seguintes mecanismos: (1) contaminação da unidade fetoplacentária por agentes patogénicos periodontais, (2) efeitos do lipopolissacarídeo (LPS) do reservatório periodontal na unidade fetoplacentária, e (3) efeitos dos mediadores inflamatórios (interleucinas, prostaglandinas, fator de necrose tumoral) do reservatório periodontal na unidade fetoplacentária.[98]

Após o controlo de uma vasta gama de factores de risco obstétricos conhecidos, tais como o consumo de tabaco, o consumo de drogas, o consumo de álcool, o nível de cuidados pré-natais, a paridade, as infecções genito-urinárias e a nutrição, cada sujeito foi submetido a um exame periodontal para determinar o nível de ligação clínica. As mães de bebés prematuros com baixo peso à nascença e as mães primíparas de bebés prematuros com baixo peso à nascença apresentavam uma doença periodontal significativamente pior do que as respectivas mães de bebés com peso normal à nascença (controlos). Os modelos de regressão logística multivariada, que controlam outros factores de risco e covariáveis, demonstraram que a doença periodontal é um fator de risco estatisticamente significativo para o baixo peso à nascença pré-termo, com rácios de probabilidades ajustados de 7,9 e 7,5 para todos os casos de baixo peso à nascença pré-termo e para os casos de baixo peso à nascença pré-termo primíparas, respetivamente. Os resultados do estudo foram os primeiros a mostrar que a periodontite era um fator de risco significativo para o baixo peso pré-termo à nascença como consequência de trabalho de parto pré-termo ou rutura prematura de membranas.[97]

GESTÃO DE PACIENTES GRÁVIDAS

A avaliação periodontal da paciente grávida começa com um historial médico completo. A história deve incluir quaisquer complicações que a paciente tenha tido durante a gravidez, quaisquer abortos anteriores, cólicas recentes, manchas ou vómitos perniciosos. Os objectivos mais importantes no planeamento do tratamento dentário para a paciente grávida são estabelecer um ambiente oral saudável e obter níveis óptimos de higiene oral.[98] Estes objectivos são alcançados através de um bom programa dentário preventivo, que consiste em aconselhamento nutricional e medidas rigorosas de controlo da placa bacteriana no consultório dentário e em casa.[98]

É prudente evitar cuidados dentários electivos para além de um bom controlo da placa bacteriana durante o primeiro trimestre e a última metade do terceiro trimestre, se possível. O primeiro trimestre é o período da organogénese, quando o feto é altamente suscetível a influências ambientais. Na última metade do terceiro trimestre, existe o risco de parto prematuro, uma vez que o útero é muito sensível a estímulos externos. Deve evitar-se um tempo prolongado na cadeira e a doente deve ser posicionada na cadeira dentária numa posição supina lateral esquerda para evitar o desenvolvimento da Síndrome Hipotensiva Supina. 98

Mesmo tendo em conta a segurança da radiografia dentária, as radiografias devem ser utilizadas de forma selectiva durante a gravidez. É prudente adotar uma abordagem conservadora relativamente à terapia medicamentosa. O dentista deve prescrever apenas a dose mínima eficaz e a duração absolutamente essencial para o bem-estar da paciente grávida e apenas após uma cuidadosa consideração dos potenciais efeitos secundários.[99]

CAPÍTULO 5

OSTEOPENIA E OSTEOPOROSE

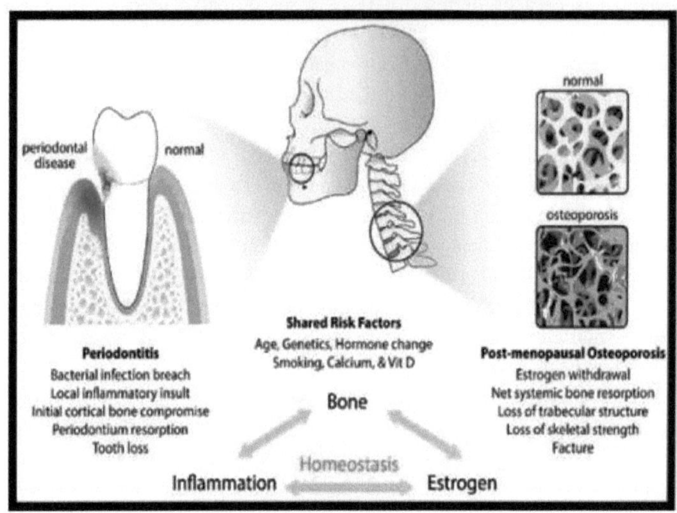

ossos. O osso cortical é um tecido mais denso do que o osso trabecular, uma vez que as células estão mais próximas, com menos espaço intercelular e matriz. O osso trabecular é metabolicamente mais ativo do que o osso cortical, provavelmente devido à sua maior relação superfície/volume.[100]

De acordo com uma **conferência de desenvolvimento de consensos**[101] , a baixa massa óssea (osteopenia) e a osteoporose são doenças esqueléticas sistémicas caracterizadas por uma baixa massa óssea e uma deterioração microarquitectural, com o consequente aumento da fragilidade óssea e da suscetibilidade a fracturas.

De acordo com a Organização Mundial de Saúde, considera-se que existe *osteoporose* quando a densidade mineral óssea está 2,5 desvios-padrão (DP) ou mais abaixo da média para mulheres jovens caucasianas normais, ou seja, uma pontuação T de -2,5. *A osteopenia* é definida como níveis de densidade óssea entre 1 e 2,5 DP abaixo da densidade mineral óssea (DMO) normal. A Organização Mundial de Saúde considera que a osteoporose é a segunda maior preocupação em termos de saúde pública, logo a seguir às doenças cardiovasculares. A osteoporose afecta cerca de 75 milhões de pessoas na Europa, nos EUA e no Japão.[102]

CLASSIFICAÇÃO DA OSTEOPOROSE[103]

1) Primário
- Idiopático

  JJuvenil

  JAdult
- Involucional

JTipo I (pós-menopausa)

JTipo II (relacionado com a idade)

2) Secundário
- Doenças endócrinas
- Diabetes mellitus

- Síndromes gastrointestinais e de má absorção
- Doenças mieloproliferativas
- Mieloma múltiplo
- Doenças do tecido conjuntivo

J Síndrome de Marfan
J Síndrome de Ehlers-Danlos

- Doença pulmonar obstrutiva crónica

FISIOPATOLOGIA

A fisiopatologia da osteoporose é pouco conhecida. A massa óssea num determinado momento está relacionada com o pico de massa óssea e com a perda óssea que ocorreu desde que o pico de massa foi atingido. O osso é continuamente remodelado ao longo da vida de um indivíduo, e a taxa de remodelação aumenta em adultos mais velhos. Com o aumento da taxa de remodelação na idade avançada, há um desacoplamento do ciclo de remodelação, ou seja, a taxa de reabsorção excede a taxa de formação. Isto resulta num desequilíbrio da remodelação com perda óssea líquida, menor massa óssea e, em última análise, maior risco de fracturas. Esse desequilíbrio seria ainda maior se a taxa de iniciação de novos ciclos de remodelação óssea aumentasse. Por conseguinte, a massa óssea determinada geneticamente e a idade constituem os principais determinantes do risco de osteoporose e de fracturas osteoporóticas.[103]

Os factores de risco para a osteoporose podem ser divididos em factores de risco não modificáveis e modificáveis. Os factores de risco não modificáveis incluem a idade, a raça, o sexo, a história familiar de osteoporose/fratura e a menopausa precoce. Os factores de risco modificáveis são a insuficiência de hormonas sexuais, a ingestão de cálcio, a ingestão de vitamina D, o peso, a atividade física, o consumo de cigarros e a utilização crónica de glucocorticóides.[102]

As implicações clínicas da osteoporose tornam-se evidentes quando se considera o simples facto de ter menos osso de densidade mineral reduzida ou de qualidade estrutural reduzida. Dada a mesma infeção bacteriana e a mesma resposta do hospedeiro, se houver simplesmente menos osso estrutural a ser destruído, a perda de osso alveolar pode avançar a um ritmo muito mais rápido. Uma vez perdido um dente, o impacto da doença osteoporótica pode ser um fator determinante para o sucesso da terapia com implantes dentários. Quando se considera a osteoporose, é um equívoco comum pensar que a doença resulta da perda óssea (a perda de densidade mineral óssea) e que está associada apenas ao envelhecimento. As mulheres podem atingir o seu pico de densidade mineral óssea por volta dos 35 anos de idade; no entanto, se uma criança ou adolescente não atingir o seu pico potencial de densidade mineral óssea, pode desenvolver osteoporose sem perda óssea acelerada.[104]

Além disso, com os avanços significativos na compreensão das causas contribuintes e no tratamento, a osteoporose é, em grande medida, uma condição evitável. A combinação da falta de exercício físico, a diminuição da ingestão nutricional de cálcio e a falta de substituição hormonal após a menopausa podem explicar até 50% da perda de densidade mineral óssea atribuída à osteoporose.[104]

OSTEOPOROSE E SAÚDE ORAL

Há cada vez mais evidências de que a osteoporose, e a perda de massa óssea subjacente caraterística desta doença, está associada à doença periodontal e à perda de dentes. A periodontite há muito que é definida como uma destruição do osso alveolar e dos tecidos moles de ligação ao dente, mediada por uma infeção, responsável pela maioria das perdas dentárias na população adulta. A evidência atual, incluindo vários estudos prospectivos, apoia uma associação da osteoporose com o início e a progressão da doença periodontal em humanos. Os potenciais mecanismos pelos quais os factores do hospedeiro podem influenciar direta ou indiretamente o início e a progressão da doença periodontal incluem a baixa densidade óssea subjacente na cavidade oral, a perda óssea como resposta inflamatória à infeção, a suscetibilidade genética e a exposição partilhada a factores de risco. A perda sistémica de densidade óssea na osteoporose, incluindo a da cavidade oral, pode fornecer um sistema hospedeiro que é cada vez mais suscetível à destruição infecciosa do tecido periodontal.[105]

Os factores de risco para a osteoporose incluem muitos factores de risco associados à doença periodontal avançada. Uma vez que tanto a osteoporose como as doenças periodontais são doenças de reabsorção óssea, foi colocada a hipótese de a osteoporose poder ser um fator de risco para a progressão da doença periodontal. Foi estudada a correlação entre a densidade mineral óssea sistémica e a densidade mineral óssea oral.[104]

A etiologia e a patogénese da osteopenia sistémica e da osteopenia oral são semelhantes em muitos aspectos, sendo ambas multifactoriais. O mecanismo subjacente à perda óssea é, sem dúvida, um aumento da reabsorção óssea sistémica/local, provocado por um aumento da atividade osteoclástica, ou por efeitos diretos locais celulares ou de citocinas (particularmente no caso da osteopenia oral secundária à resposta imune e/ou inflamatória à periodontite). Em ambas as patologias, estes mecanismos conduzem a anomalias na quantidade e na resistência óssea (microarquitectura óssea, turnover ósseo e propriedades do material ósseo).[106]

MECANISMO QUE LIGA A OSTEOPOROSE À PERIODONTITE

O mecanismo potencial que pode ligar a osteoporose e a periodontite crónica pode ser o processo de reabsorção óssea. O desacoplamento da homeostase óssea normal pode ser o mecanismo fisiopatológico, que está primariamente relacionado com o aumento da atividade osteoclástica em vez da diminuição da atividade osteoblástica. Na homeostasia normal, a produção da citocina pró-inflamatória IL-6 pelos osteoblastos estimula a reabsorção óssea osteoclástica como parte da homeostasia normal. Muitos dos efeitos sobre a densidade mineral óssea podem ser modulados através da IL-6. Por exemplo, o estrogénio diminui a produção de IL-6, reduzindo assim a atividade osteoclástica, e tem um efeito benéfico na densidade mineral óssea. Clinicamente, a terapia de substituição de estrogénio parece ser muito menos eficaz em fumadores. A nicotina aumenta a produção de IL-6, ativa os osteoclastos e interfere com os benefícios do estrogénio. Este efeito a longo prazo no metabolismo ósseo pode explicar em parte porque é que, mesmo depois de as pessoas deixarem de fumar, são necessários anos ou décadas para que as suas taxas de perda dentária se aproximem das dos não fumadores. O aumento da expressão genética da IL-6 com a idade pode ajudar a explicar por que razão a osteoporose e a periodontite crónica estão relacionadas com a idade.[105]

É potencialmente possível que a periodontite crónica possa ter um papel contributivo na osteoporose. A IL-6 é normalmente bem regulada e expressa em níveis baixos, exceto durante a infeção, trauma ou outro stress significativo. Uma infeção crónica em torno de múltiplos dentes poderia contribuir significativamente para os níveis circulantes de IL-6.[105]

O ativador do recetor do fator nuclear κB (RANK), presente nas células progenitoras dos osteoclastos, pelo ligando RANK (RANKL), expresso pelas células estromais/osteoblastos e alguns outros tipos de células, é o sinal que determina a diferenciação das células progenitoras/macrófagos dos osteoclastos em osteoclastos totalmente diferenciados. A estimulação do RANK pode ser reduzida pela osteoprotegerina (OPG), que se liga ao RANKL e inibe a interação entre o RANKL e o RANK. A inibição da sinalização RANKL-RANK é uma possibilidade interessante para o tratamento de doentes com perda óssea excessiva devido a inflamação.[107]

A expressão de um mediador chave que regula a diferenciação dos osteoclastos, o ativador do recetor do fator nuclear κB ligando (RANKL), em ratos com ou sem osteoporose e periodontite, para proporcionar uma melhor compreensão da associação entre estas duas doenças. Quarenta ratos albinos adultos foram divididos em quatro grupos: (1) grupo de controlo; (2) grupo de periodontite induzida experimentalmente; (3) grupo de osteoporose induzida experimentalmente; e (4) grupo de osteoporose e periodontite induzida experimentalmente. No final do período experimental, foram obtidas amostras de sangue e os animais foram sacrificados. Os níveis séricos de atividade da fosfatase alcalina (ALP) foram medidos. Foi efectuada a avaliação histológica e a deteção imunohistoquímica de RANKL no ligamento periodontal e nos tecidos ósseos.

Os níveis de ALP foram significativamente mais elevados em todos os grupos experimentais do que no grupo de controlo. A patologia observada nas secções histológicas do grupo 4 foi mais grave do que no grupo 2 ou no grupo 3.[108] A percentagem de células imunorreativas ao RANKL no ligamento periodontal e nos tecidos ósseos no grupo 4 (16,8 ± 5,1 e 11,2 ± 5,2%, respetivamente) foi significativamente mais elevada ($p < 0,001$) do que nos outros grupos. No ligamento periodontal, a percentagem de células imunorreativas ao RANKL no grupo 2 (10,1 ± 1,9%) foi significativamente maior ($p < 0,001$) do que no grupo 3 (5,3 ± 2,7%) e no grupo de controlo (4,12 ± 1,5%). Observaram um aumento da expressão de RANKL e um aumento da perda óssea no grupo de osteoporose e periodontite experimental em comparação com os outros grupos. Este facto apoia a existência de um efeito patológico aditivo das duas condições de doença. A propriedade inibidora do NF-κ B representa o seu papel na inflamação e nas respostas imunitárias. Ele acrescentou que o estudo pode levar ao desenvolvimento de um medicamento que detém o NF-κ B nas células osteoclásticas.[108]

Os polimorfismos de nucleótido único de um grande número de genes, incluindo os do recetor da vitamina D, do recetor de estrogénio-a (ER-a), do pró-colagénio (a1) tipo I e de diferentes citocinas, têm sido associados à DMO e à suscetibilidade a fracturas osteoporóticas.[48] A presença de associações entre a doença periodontal e polimorfismos genéticos, principalmente nos genes das citocinas pró e anti-inflamatórias.[109]

CAPÍTULO 6

ARTRITE REUMATÓIDE

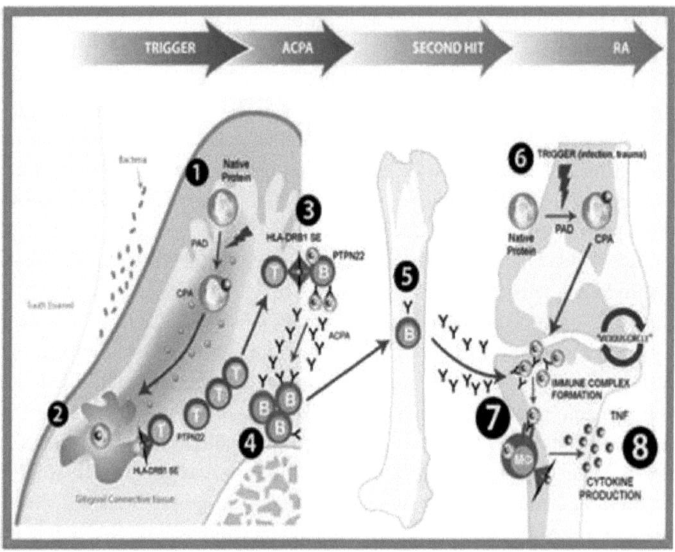

Artrite reumatoide

A artrite reumatoide é também uma doença inflamatória destrutiva crónica caracterizada pela acumulação e persistência de um infiltrado inflamatório na membrana sinovial que leva à sinovite e à destruição da arquitetura da articulação, resultando numa função prejudicada. Sendo uma doença sistémica, a AR tem manifestações extra-articulares em sistemas como o pulmonar, ocular, vascular e outros órgãos ou estruturas que podem ser afectados pelo processo inflamatório. O paradigma atual da AR inclui um evento inicial (possivelmente uma exposição microbiana ou um auto-antigénio putativo) que conduz a uma inflamação sinovial significativa e à destruição dos tecidos. Tal como na periodontite, há uma acumulação de células inflamatórias (linfócitos T e B, neutrófilos e monócitos), edema dos tecidos, proliferação de células endoteliais e degradação da matriz. A AR é também modificada por variáveis sistémicas, genéticas e ambientais.[111]

Verificou-se que as pessoas com periodontite moderada a grave têm um risco mais elevado de sofrer de artrite reumatoide. Foi sugerido que a doença periodontal poderia ser um fator causal no início e na manutenção da resposta inflamatória autoimune que ocorre na artrite reumatoide. Está provado que a periodontite crónica pode representar um importante fator de risco modificável para a doença reumática. Pensa-se que existe uma semelhança notável na patogénese das doenças periodontais e da artrite reumatoide. Acredita-se que uma resposta inflamatória mal modulada seja a causa de ambas as doenças, resultando em lesões tecidulares induzidas por stress oxidativo. Além disso, tem havido um interesse crescente na inter-relação entre osteoporose sistémica, perda óssea oral, perda dentária e factores de risco para estas condições, tendo sido demonstrada uma correlação positiva entre a massa óssea sistémica e a perda óssea oral.[111]

A DP é atualmente considerada um fator de risco para a AR: a primeira ligação entre estas duas condições foi identificada *em* P. *gingivalis*, uma bactéria anaeróbia gram-negativa caracterizada pela presença de peptidilarginina deiminase (PAD). Esta enzima contribui para o desenvolvimento da AR ao catalisar a citrulinação, uma modificação pós-traducional que desempenha um papel crucial na produção de anticorpos contra peptídeos citrulinados anticíclicos (ACPA), amplamente reconhecidos como biomarcadores de diagnóstico e prognóstico para doentes com AR. De acordo com uma observação recente, foi observada uma associação significativa entre as percentagens de *P. gingivalis*, avaliadas por PCR em tempo real, no biofilme total da língua e a atividade da doença da AR (avaliada como a pontuação da atividade da doença em 28 articulações-DAS28). Este resultado sugere que o estado microbiológico da cavidade oral pode desempenhar um papel nos mecanismos patogénicos da inflamação, conduzindo a doenças mais activas.[111]

Mais recentemente, foi sugerido o papel do *Aggregatibacter actinomycetemcomitans*. Este agente patogénico oral pode induzir a hipercitrulinação a nível dos neutrófilos através da secreção de leucotoxina A, que é capaz de alterar a morfologia dos neutrófilos, imitando a formação de armadilhas extracelulares. Finalmente, este processo resulta na libertação de auto-antigénio hipercitrulinado, desencadeando uma resposta autoimune na AR

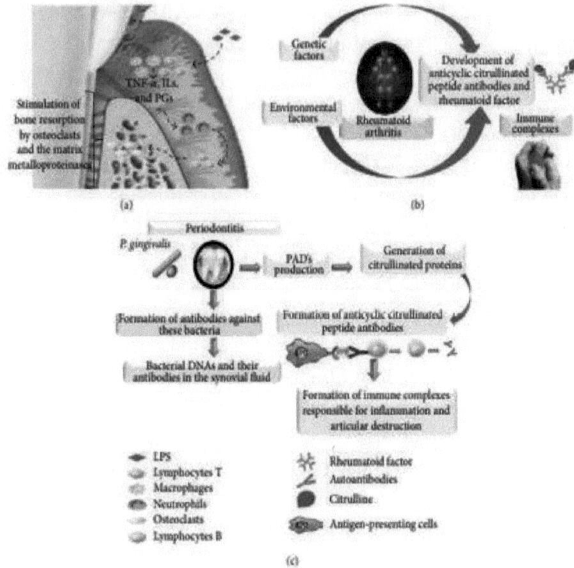

FIGURA L Esquema sobre a relação entre a periodontite e a artrite reumatoide, (a) Patogénese da penodontilis e os efeitos promovidos pelos lipopolissacáridos presentes nos periodontopatógenos. (b) O envolvimento de factores genéticos e ambientais no desenvolvimento da artrite reumatoide, (c) Possíveis mecanismos que explicam a relação entre a artrite reumatoide e a penodontite.

FIGURA 11- POSSÍVEL MECANISMO DE LIGAÇÃO ENTRE A PERIODONTITE E A ARTRITE REUMATÓIDE

Biomarcadores genéticos

Vários estudos confirmaram o papel dos factores genéticos no desenvolvimento da AR: de acordo com um modelo multifatorial, a interação entre o contexto genético e os factores ambientais leva ao desenvolvimento de uma condição inflamatória autoimune, resultando na

produção de auto-anticorpos. O locus HLA-DRB1 altamente polimórfico (o chamado epítopo partilhado-SE) representa o fator genético mais forte envolvido no desenvolvimento da doença. Em particular, todos os alelos HLA-DRB com o SE proporcionam o reconhecimento de antigénios propensos à AR: isto leva não só a um aumento do risco de desenvolver AR, mas também à progressão para uma doença mais erosiva e deformante. [113]
Além disso, uma interação gene-ambiente entre o tabagismo e os genes SE parece ser crucial no desenvolvimento da AR seropositiva. No entanto, a contribuição de outros polimorfismos genéticos na suscetibilidade à AR também foi investigada: entre estes, os SNPs nos genes do transdutor de sinal e ativador da transcrição 4 (STAT4), recetor Fc gama (FCGR), proteína tirosina fosfatase não-recetor tipo 22 (PTPN22), PADI-4, fator de necrose tumoral (TNF) e interleucina 6 (IL6) foram associados ao desenvolvimento da doença em vários estudos de caso-controlo [27]. Além disso, em 2011, sugerimos o possível papel dos polimorfismos *TGF-β* 869C/T e IL6-174G/C na determinação do dano erosivo avaliado por ultrassonografia em uma coorte de pacientes com AR[113] .
Alguns destes factores genéticos foram também associados à suscetibilidade à DP, reforçando a hipótese de um mecanismo patogénico comum com a AR. Especificamente, a positividade da SE tem sido amplamente associada ao desenvolvimento da DP.
Em 2006, Marotte e colegas investigaram a presença de uma associação entre a destruição óssea a nível articular e periodontal numa vasta coorte de AR. A análise de 147 indivíduos - 56,5% dos quais com DP - demonstrou uma forte associação entre a DP e a destruição do pulso, avaliada pela pontuação radiográfica de Larsen. Especificamente, os autores identificaram uma associação significativa entre a positividade de SE e a destruição óssea no pulso e nas zonas periodontais. De facto, os pacientes SE+ apresentaram um risco 2,5 vezes maior de ter destruição da articulação do pulso do que os SE- . Da mesma forma, os pacientes SE+ tinham um risco 2,2 vezes maior de ter destruição periodontal em comparação com os SE- (). A comparação entre pacientes com destruição em ambos os locais e aqueles sem qualquer destruição demonstrou a associação com a positividade de SE. Esta evidência sublinha o possível papel do SE na destruição óssea em ambos os locais, sugerindo uma ação simultânea[114] .
Os dados de Marotte e colegas concordam com um estudo anterior realizado por Bonfil e colegas em 1999, que sugeria o papel da SE como fator de prognóstico para a suscetibilidade à DP[114] .
Os dados da literatura fornecem algumas evidências para apoiar a associação entre uma DP agressiva e SNPs nos genes da interleucina 1 beta (IL1 *β*), do antagonista do recetor da interleucina 1 (IL1RN), FCGR IIIb, do recetor da vitamina D (VDR) e do recetor 4 do tipo Toll (TLR4). Além disso, uma DP crónica foi associada a polimorfismos nos genes IL1B, IL1RN, IL6, IL10, VDR, CD14, TLR4 e metaloproteinase de matriz-1 (MMP1)[115] . O baixo poder estatístico destes estudos foi também demonstrado pelos resultados da meta-análise realizada por Nikolopoulos e colaboradores em 2008, confirmando exclusivamente uma associação positiva moderada e fraca entre os genótipos IL1 composto e IL1B-511 e a ocorrência de DP crónica[116] . Mais recentemente, o SNP rs2237892 do gene KCNQ1 resultou numa associação significativa com a coexistência de AR e DP crónica, confirmada na regressão logística múltipla. Estes resultados sugerem que os indivíduos portadores do alelo T do gene rs2237892 são susceptíveis de sofrer de ambas as doenças[117] . O papel específico do gene KCNQ1 na patogénese da AR e da DP ainda não foi completamente definido: o SNP associado localiza-se no intrão 15 do gene KCNQ1 no cromossoma 11p 15.5, que codifica a

subunidade formadora de poros de um canal K^+ regulado por voltagem, crucial para a fase de repolarização no músculo cardíaco. Além disso, este canal também é expresso na membrana plasmática de sinoviócitos semelhantes a fibroblastos de doentes com AR e pode desempenhar um papel na proliferação e adesão celular e na secreção de citocinas pró-inflamatórias [118].

Biomarcadores inflamatórios

Como amplamente demonstrado, tanto a AR como a DP são caracterizadas por um desequilíbrio entre as citocinas pró-inflamatórias e anti-inflamatórias. Em geral, foram demonstrados níveis elevados de IL1, IL6 e TNF tanto em doentes com AR como com DP. Este aumento da expressão de citocinas pró-inflamatórias poderia estimular a ativação de STAT3, desempenhando um papel fundamental na fisiopatologia da AR e da DP [119].

Particularmente, foi demonstrado um aumento da expressão de IL1 e TNF na sinóvia da AR e nos tecidos gengivais da DP [40]. O papel central das citocinas inflamatórias na patogénese da AR foi confirmado pela introdução de medicamentos biológicos há mais de 20 anos. Estes fármacos caracterizam-se por um mecanismo de ação inovador, baseado na inibição orientada de alvos moleculares ou celulares específicos diretamente envolvidos na patogénese da doença: citocinas pró-inflamatórias (TNF, IL1 e IL6), CTLA-4 e moléculas envolvidas na ativação, diferenciação e maturação das células B. A sua utilização está associada a um melhor prognóstico e à possibilidade de obter uma remissão clínica [119].

Passando para um cenário de DP, foram identificados níveis aumentados de IL1 e TNF em exsudados periapicais nestes doentes[120] . Além disso, a progressão da DP foi reduzida por inibidores da IL1 e do TNF em modelos experimentais: especificamente, a análise histomorfométrica indica que os antagonistas da IL1 e do TNF reduziram significativamente a perda de ligação do tecido conjuntivo em cerca de 51% e a perda da altura do osso alveolar em quase 91%[121] . Em 2013, Cetinkaya e colegas tiveram como objetivo avaliar se os doentes com DP e AR partilham perfis de citocinas pró-inflamatórias e anti-inflamatórias semelhantes ao nível do soro e do fluido crevicular gengival (GCF). O estudo incluiu 17 doentes com AR, 16 doentes com DP e 16 com HS. Os autores não obtiveram resultados consistentes relativamente aos níveis de citocinas pró-inflamatórias e anti-inflamatórias. Especificamente, a quantidade total e a concentração no FGC de IL1b, IL4, IL10 e TNF foram semelhantes nos doentes com AR e DP. No entanto, os autores sublinharam a possível influência do tratamento em doentes com AR .[122]

Os níveis salivares de metaloproteinase-8 da matriz (MMP8) e IL1B foram também avaliados em doentes com AR em comparação com DP e HS. O grupo com DP apresentou níveis salivares significativamente mais elevados de MMP-8 e IL1B em comparação com os outros grupos; no entanto, a IL1B foi o único biomarcador significativamente mais elevado na AR em comparação com os controlos. Curiosamente, os doentes com AR tratados com anti-TNF apresentaram níveis mais baixos de IL1B e TNF em comparação com os doentes não tratados [123].

Apesar destes resultados não conclusivos, alguns estudos sugerem que o tratamento com anti-citocinas pode melhorar a DP. Em 2016, Kobayashi e colaboradores demonstraram uma redução significativa da inflamação periodontal (avaliada em termos de índice gengival, hemorragia à sondagem e profundidade de sondagem) em doentes com AR tratados com tocilizumab e inibidores do TNF. Como esperado, o tratamento induziu também uma diminuição significativa dos parâmetros de atividade da doença da AR, incluindo DAS28-CRP, número de articulações sensíveis e inchadas e níveis séricos de ACPA e RF[124] . Esta relação com o tratamento foi também confirmada pela evidência de que o tratamento não cirúrgico da DP parece ser capaz de melhorar o estado de atividade da AR: evidências crescentes demonstraram uma melhoria significativa da ESR, CRP e DAS28 durante o tratamento da DP em doentes com AR.[123-124] .

Autoanticorpos

Alguns estudos investigaram a presença de auto-anticorpos relacionados com a AR em doentes com DP. Em conjunto, os doentes com DP demonstraram uma elevada frequência de ACPA em comparação com os controlos; além disso, estes anticorpos apresentaram um título significativamente mais elevado na DP.[125]

No entanto, estes estudos incluíram pequenas populações e as diferenças entre doentes e controlos não foram estatisticamente significativas. Em 2014, De Pablo e colegas testaram soros de 194 doentes com e sem DP, nenhum dos quais com AR, para avaliar a presença de diferentes anticorpos. A DP foi associada a uma frequência normal de ACPA e vimentina citrulinada antimutada (cerca de *1%),* mas a uma frequência significativamente mais elevada de peptídeo-1 *de a-enolase* anticitrulinado positivo (anti- CEP-1; 12% versus 3%) e sua forma não citrulinada (16% versus 2%;). Além disso, os anticorpos positivos contra o fibrinogénio não-citrulinado e o equivalente não-citrulinado da PCC foram mais comuns em doentes com DP do que em doentes sem DP (26% versus 3%; 9% versus 3%). A presença destes auto-anticorpos não foi associada ao estatuto de fumador, confirmando que a resposta dos auto-anticorpos da DP não se deve exclusivamente ao tabagismo[126] . Além disso, o estudo realizado por Gonzales em 2015 sublinha o possível papel da ACPA, observando que os doentes com AR ACPA-positiva tinham uma percentagem média significativamente mais elevada de locais com ABL superior a 20% em comparação com os controlos OA[127] . Mais recentemente, foi investigada a presença de autoanticorpos anticitrulinados da histona H3: estes biomarcadores foram encontrados em 39% dos doentes com AR, em comparação com 8% nos doentes com HC e 10% nos doentes com DP. Não foram encontradas associações entre os níveis de histona H3 anticitrulinada e o estado periodontal em doentes com AR .[128]

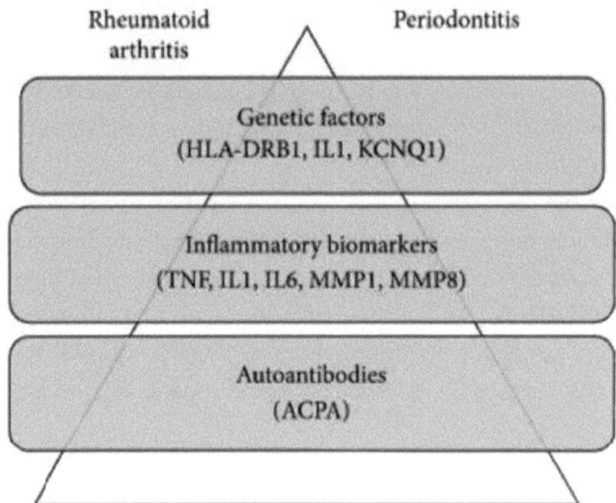

Conclusões

Apesar da ligação amplamente demonstrada entre a AR e a DP de um ponto de vista epidemiológico e patogénico, os dados da literatura não parecem apoiar a partilha dos mesmos mediadores. No que diz respeito aos factores genéticos, os dados mais consistentes estão relacionados com os alelos HLA-DRB1: especialmente a presença de SE está associada à suscetibilidade e gravidade em ambas as doenças. Por outro lado, existem resultados contrastantes relativamente a outros polimorfismos genéticos ou a citocinas pró-inflamatórias como o TNF, a IL1 e a IL6. Finalmente, existem poucos casos em que se encontram anticorpos relacionados com a AR em doentes com DP.

CAPÍTULO 7

CÂNCER

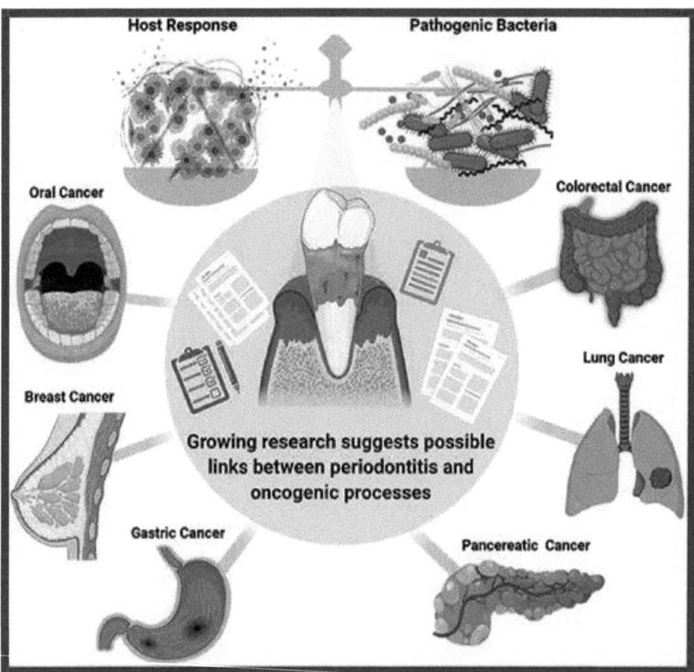

Existe uma forte ligação correlativa entre a inflamação e o desenvolvimento e progressão de muitos cancros. Aproximadamente 20% de todos os cancros humanos têm sido relacionados com condições inflamatórias crónicas, o que suscita especulações sobre os papéis específicos dos processos inflamatórios na condução da carcinogénese[129] Estas respostas multicelulares altamente reguladas envolvem uma grande rede de células imunitárias e estromais e resultam em alterações importantes na abundância de espécies reactivas de oxigénio e azoto, prostaglandinas, citocinas e quimiocinas no microambiente que abrange o meio celular em vários tecidos 130. Pode inferir-se que a iniciação da tumorigénese e a progressão do tumor podem ser derivadas destas modificações ambientais que podem alterar o comportamento celular e mudar a composição da matriz extracelular circundante.[129]

Em relação ao que precede, o papel putativo desempenhado pela inflamação na tumorigénese pode ser observado na cavidade oral 131. A cavidade oral saudável alberga uma comunidade microbiana comensal abundante com uma diversidade microbiana floral variada. Representa um dos nichos ecologicamente mais complexos do corpo humano, onde o equilíbrio entre a microbiota oral e o hospedeiro permanece equilibrado em condições de saúde (tréguas) e muda para um estado de doença quando as imunorrespostas são alteradas em retaliação à disbiose (guerra). De facto, a disbiose da microbiota oral comensal e a sua subsequente invasão das estruturas de suporte dos dentes (por exemplo, a gengiva, o ligamento periodontal

e o osso) leva ao início e à propagação de uma condição inflamatória denominada periodontite ou doença periodontal (DP) 13[2-] 133.
A DP é considerada, de longe, a condição inflamatória mais comum que afecta a cavidade oral e tem sido designada como uma caraterística facilitadora do desenvolvimento do cancro.13[4-] 135 A presença de DP tem sido correlacionada com a presença de vários tipos de neoplasias malignas, incluindo, entre outros, os cancros da mama, do pâncreas e colorrectal.[134-135] No entanto, não é claro se se trata de uma associação correlativa ou causal, sendo necessária uma investigação mais aprofundada do papel potencial da DP na patogénese do cancro e dos potenciais efeitos mecanicistas sistémicos. Um grupo salientou que, embora a ligação entre a DP e o cancro oral e outros cancros tenha sido bem documentada em revisões sistemáticas, estas têm frequentemente um poder limitado, sendo necessária mais investigação para confirmar plenamente esta associação.
DOENÇAS PERIODONTAIS E CARCINOMA ESPINOCELULAR ORAL (OSCC)
Uma associação entre a DP e o CCEO, duas condições que coexistem no microambiente oral, foi confirmada em muitos estudos, sugerindo que o ambiente oral imunologicamente distinto na DP poderia apoiar a progressão do tumor 6-[13137] . Com base nesta observação, poder-se-ia razoavelmente prever que o local mais comum dos carcinomas espinocelulares primários na cavidade oral seria o tecido gengival, de onde surge a doença periodontal, mas verificou-se que tal não é o caso. Outros locais na cavidade oral, como o bordo lateral da língua e o pavimento da boca, foram reconhecidos como locais comuns para o CCEO e representam a maioria das lesões primárias[13] 8. Este facto não exclui o envolvimento da DP no apoio à patogénese do CCEO nestes locais. Sabe-se que os locais específicos onde o CCEO se manifesta habitualmente na boca têm uma maior permeabilidade a factores carcinogénicos em comparação com outros tecidos orais e, por conseguinte, são mais susceptíveis à patogénese após exposição a agentes carcinogénicos.
A gengiva é coberta por uma espessa camada protetora de mucosa queratinizada, que a torna menos permeável a insultos carcinogénicos externos, tornando-a assim menos afetada. Uma vez que o bordo lateral da língua e o pavimento da boca são locais comuns para condições orais pré-malignas, o desenvolvimento de doenças malignas nestas mesmas áreas pode ser um reflexo deste padrão[13] 8. Os agentes patogénicos periodontais podem contribuir para a carcinogénese noutros locais que não a gengiva, especialmente no local mais comum, o bordo lateral da língua. Com base na sua localização anatómica, esta área entra em contacto direto com o aspeto lingual dos molares mandibulares, locais que têm sido relatados como tendo o índice mais elevado de acumulação de placa bacteriana e gengivite[13] 8. Por conseguinte, pode inferir-se que a mucosa do bordo lateral da língua está constantemente exposta aos efeitos nocivos das bactérias periodontais patogénicas e das suas toxinas. Certas espécies bacterianas, tais como o patógeno periodontal putativo *Porphyromonas. gingivalis* e *Tannerella Forsythia*, foram detectadas em quantidades mais elevadas tanto nas regiões subgengivais como na língua de pacientes periodontalmente afectados[139] Isto apoia o modelo de que a DP é um potencial fator contribuinte ou um acelerador para o desenvolvimento do cancro oral primário. São necessários mais estudos para determinar se a periodontite pode ou não promover diretamente o início do CCEO.

A gengiva foi identificada como o local mais comum para carcinomas metastáticos quando comparada com todos os outros tecidos moles da cavidade oral.[140] Estes tumores têm sido relatados como lesões metastáticas de outros cancros primários de locais distantes, incluindo cancros do pulmão, carcinomas de células renais, carcinomas hepatocelulares e cancros da mama[140] . Além disso, os carcinomas gengivais metastáticos têm sido fortemente associados à presença de dentes, o que realça a importância da estrutura dentoalveolar neste processo patogénico. Assim, o ambiente desregulado do tecido gengival na DP pode constituir um meio atrativo para a sementeira e o crescimento destas células metastáticas.[140]

Um estudo recente sugeriu que os agentes patogénicos periodontais podem ser considerados como um fator de risco para a DP, independentemente de outros factores de risco bem conhecidos, como o tabagismo, o álcool e as infecções pelo vírus do papiloma humano (HPV). Além disso, foi sugerido que a terapia periodontal pode resultar numa diminuição drástica do risco de desenvolvimento de futuros CCEO. Este tipo de reversibilidade argumenta fortemente a favor da presença de uma ligação mecanicista entre a DP e o desenvolvimento de CCEOs primários e secundários. Dada a elevada mortalidade e a fraca taxa de sobrevivência do CCEO (~50%), estão a ser realizadas mais investigações para determinar quais poderão ser os mecanismos subjacentes que ligam a DP a um risco acrescido de desenvolvimento de CCEO. [146]

Patogénese presumida da doença periodontal e do CCEO

Quando as células epiteliais acumulam mutações oncogénicas, as interações complexas destas células com o estroma circundante contribuem para a iniciação, progressão e metástase do CCEO[142] Foi sugerido que o microambiente desregulado que existe na DP poderia contribuir para várias etapas da carcinogénese[14] 3. Está bem estabelecido que as condições inflamatórias crónicas, incluindo a periodontite, geram um ambiente enriquecido com mutagénicos[144] Níveis elevados de agentes cancerígenos, tais como espécies reactivas de oxigénio (ROS) e substâncias cancerígenas derivadas de bactérias, incluindo compostos voláteis de enxofre, acetaldeído, ácido lático, ácido acético, ácido butírico e ácido isocapróico, estão associados à DP[145] . Estes compostos predispõem diretamente o ambiente oral a promover danos no ADN das células hospedeiras e o desenvolvimento de anomalias celulares que podem dar origem a transformações malignas. O efeito genotóxico da DP na mucosa bucal foi avaliado numa tentativa de estimar se a DP pode ou não ser utilizada como marcador de instabilidade genómica nos tecidos orais 146. De acordo com a gravidade da DP, foram observados mais danos no ADN sob a forma de formação de botões nucleares e instabilidade cromossómica nas células da mucosa bucal 147. Uma das alterações genómicas mais reconhecidas na DP é a do gene *TP53* que codifica a proteína supressora de tumor p53, considerada a *guardiã do genoma*. Quando a p53 está sobre-regulada tem efeitos destrutivos que comprometem a integridade periodontal, sugerindo a sua contribuição para a tumorigénese 147. Curiosamente, a frequência de expressão do gene *TP53* em condições neoplásicas é semelhante à observada na DP. A sobreexpressão do *TP53* foi associada à patogénese de doenças malignas orais, incluindo o carcinoma de células escamosas e o sarcoma de Kaposi, e foi sugerida como um marcador de mau prognóstico 148. Além disso, o papel da DP na iniciação do cancro foi demonstrado num modelo murino em que a dimensão e o número de lesões de CCEO induzidas pelo carcinogéneo 4-nitroquinolina-1-óxido (4-NQO) aumentaram quando foram co-introduzidas (por via oral) bactérias patogénicas periodontais putativas, em comparação com ratinhos sem germes que receberam apenas o carcinogéneo 149.

Em termos da contribuição da DP para a progressão do cancro, foi relatado que um patógeno periodontal chave, *o P. gingivalis*, é capaz de perturbar a vigilância imunitária através da ativação da sinalização STAT3 1[50-15] 1. Esta, por sua vez, induz a geração de células supressoras dendríticas derivadas de mielóides (MDSCs) imunossupressoras a partir de monócitos, que ajudam a manter a proliferação de células oncogénicas e a patrocinar o escape imunitário[151] Os agentes patogénicos associados ao periodonto também podem interferir com a expressão da via de sinalização Notch, desempenhando esta última um papel importante no desenvolvimento da quimiorresistência em células mutantes [152].

O influxo focal intenso de células imunitárias em locais afectados por bactérias patogénicas leva a uma acumulação cumulativa do seu número no ambiente oral [153]. As alterações no comportamento das células imunitárias sob a influência crítica de bactérias patogénicas, ou as interações entre estas células e outras redes imuno-reguladoras, por exemplo, citocinas, quimiocinas e factores de crescimento, podem perturbar a vigilância imunitária produtiva na DP [154]. Qualquer "corrupção" da resposta imunitária poderia, hipoteticamente, permitir o acolhimento de células tumorais metastáticas nestes locais ou possivelmente induzir o desenvolvimento de lesões malignas primárias. Curiosamente, na DP muitas células imunitárias adoptam comportamentos ou caraterísticas semelhantes aos observados em células imunitárias recrutadas por tumores que favorecem a sua progressão. Assim, a "reeducação" das células imunitárias orais disfuncionais através da terapia periodontal poderia conduzir a resultados benéficos no que diz respeito ao desenvolvimento e/ou tratamento do CCEO.

FIGURA 12- Ambiente imune permissivo do CCEO induzido pela doença periodontal

Alterações nas principais células residentes do periodonto na periodontite. **(A)** Alterações epiteliais: a perda de moléculas de adesão resulta na perda de adesão célula-célula, comprometendo a integridade do epitélio oral, o que expõe as células basais, proporcionando um portal de entrada para o HPV. **(B)** Alterações ósseas: o aumento de RANKL, IL-6 e Osteopontina promove a reabsorção óssea dependente de osteoclastos e o aumento de catepsina-k promove a hidrólise de proteínas ósseas extracelulares. **(D)** Alterações fibroblásticas: os fibroblastos adoptam novas funções na periodontite, uma vez que aumentam a regulação da endotelina-1, o que, por sua vez, aumenta a sua capacidade de degradação dos tecidos e, além disso, induzem a reabsorção óssea através da regulação positiva de RANKL e NAMPT. Além disso, os fibroblastos regulam positivamente o CCL-17, provocando a expansão da população de células Th2, enfraquecendo assim a resposta imunitária. **(C)** Alterações vasculares: muitos elementos do contexto inflamatório induzem o crescimento vascular, incluindo as PDLSCs. O VEGF e o HIF-1 contribuem para a angiogénese, mas também aumentam a permeabilidade dos vasos sanguíneos. O aumento dos níveis de proteína C-reactiva causa disfunção das células endoteliais.

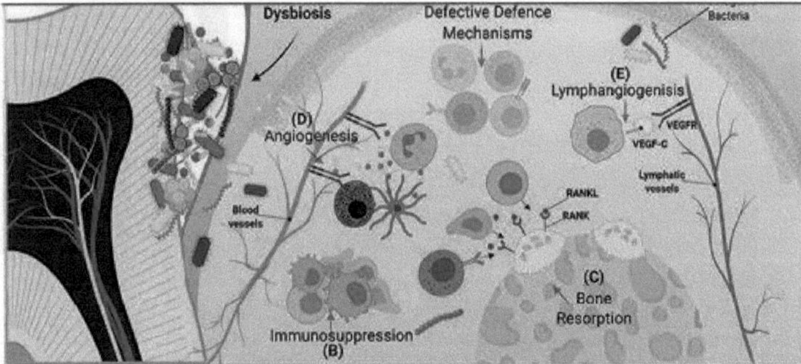

Alterações no microambiente periodontal que contribuem para a patogénese do CCEO

As interações que as células cancerosas estabelecem com o ambiente que as rodeia são fundamentais para a iniciação e progressão do tumor. As alterações do microambiente oral na periodontite podem ter um impacto profundo no desenvolvimento do cancro oral. A inflamação periodontal e os agentes patogénicos bacterianos associados causam danos e alteram o tecido especializado que rodeia os dentes (epitélio, tecido conjuntivo, vasculatura e osso). Estas alterações podem aumentar o potencial de sementeira metastática, a sobrevivência e o crescimento das células cancerígenas, explicando por que razão a gengiva, de entre todos os tecidos moles orais, é o local mais comum para o desenvolvimento de carcinomas orais metastáticos. Por conseguinte, é importante discutir algumas destas alterações induzidas pela DP e a forma como podem potencialmente afetar a carcinogénese. Aqui, concentramo-nos em alterações específicas que podem influenciar diretamente o CCEO.

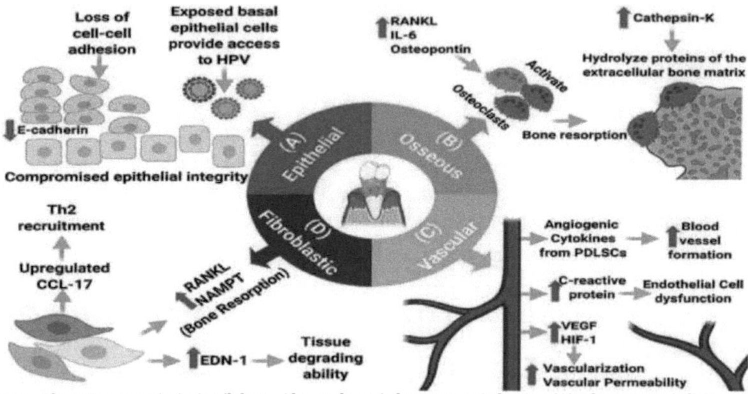

FIGURA 13- Alterações nas principais células residentes do periodonto na periodontite. **(A)** Alterações epiteliais: a perda de moléculas de adesão resulta na perda de adesão célula-célula comprometendo a integridade do epitélio oral que expõe as células basais proporcionando um portal de entrada para o HPV. **(B)** Alterações ósseas: o aumento de RANKL, IL-6 e Osteopontina promove a reabsorção óssea dependente de osteoclastos e o aumento de catepsina-k promove a hidrólise de proteínas ósseas extracelulares. **(D)** Alterações fibroblásticas: os fibroblastos adoptam novas funções na periodontite, uma vez que aumentam a regulação da endotelina-1, o que, por sua vez, aumenta a sua capacidade de degradação dos tecidos e, além disso, induzem a reabsorção óssea através da regulação positiva de RANKL e NAMPT. Além disso, os fibroblastos regulam positivamente o CCL-17, provocando a expansão da população de células Th2, enfraquecendo assim a resposta imunitária. **(C)** Alterações vasculares: muitos elementos do contexto inflamatório induzem o crescimento vascular, incluindo as PDLSCs. O VEGF e o HIF-1 contribuem para a angiogénese, mas também aumentam a permeabilidade dos vasos sanguíneos. O aumento dos níveis de proteína C reactiva causa disfunção das células endoteliais.

Conclusão

Numa era em que a compreensão da suposta interconectividade entre o cancro e outras doenças, particularmente as doenças inflamatórias, revela novos aspectos e alvos para a terapia do cancro, tornou-se claro que a DP tem o potencial de exacerbar todas as caraterísticas patogénicas do CCEO. Desde os primeiros passos do processo neoplásico, a DP pode, em parte, contribuir para a indução de alterações genómicas permanentes, devido à presença sustentada de mutagénicos derivados de bactérias. Além disso, as células tumorais primárias e metastáticas podem beneficiar dos elementos estromais enfraquecidos devido à destruição tecidular dependente da DP, e a sua proliferação neste ambiente é sustentada pelos seus ricos factores de crescimento/sobrevivência. Para além das propriedades potencialmente mutagénicas e dos defeitos do estroma, o ambiente inflamatório oral na DP é permissivo para a progressão do tumor. Este é caracterizado por um aumento do infiltrado inflamatório, que está, no entanto, associado a uma resposta imunitária reduzida ou suprimida que contribui para o desenvolvimento e progressão dos CCEO. A DP pode, por conseguinte, contribuir para o desenvolvimento de cancros orais que, de outro modo, seriam destruídos num ambiente oral saudável pelas funções normais das células imunitárias. Por conseguinte, a monitorização da saúde oral e a disponibilização de tratamentos eficazes para a DP podem ser promissores na normalização desta resposta imunitária mal direcionada, restaurando uma rede inflamatória capaz de exercer propriedades anti-tumorais.

CAPÍTULO 8

ALZHEIMERS

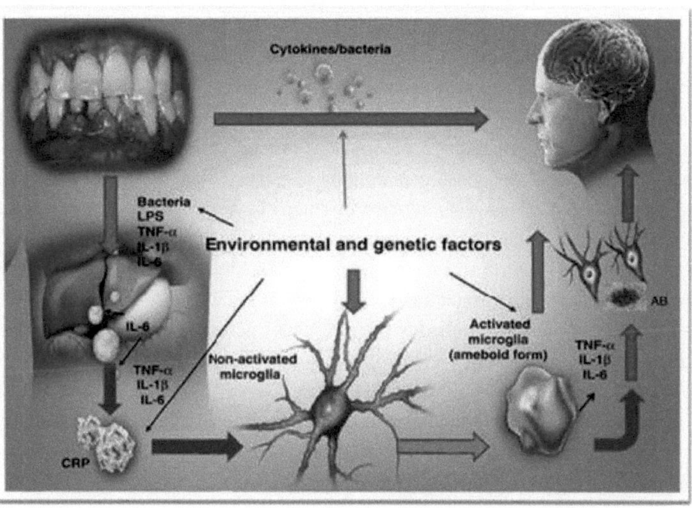

A doença de Alzheimer (DA) é uma doença neurodegenerativa fatal associada ao grupo etário dos idosos e um importante problema de saúde na população geriátrica em todo o mundo. A DA pode ser de início precoce ou tardio. Pensa-se que a DA de início precoce é determinada geneticamente, ao passo que a DA de início tardio ou esporádica, que inclui a maioria dos doentes, resulta da interação entre factores genéticos e ambientais. A idade é um fator de risco importante para a doença de Alzheimer. Outros factores de risco para a DA de início tardio incluem história familiar, educação, dieta rica em gordura, hipertensão, diabetes, história de traumatismo craniano e genes de suscetibilidade como a apolipoproteína E (APOE). Entre todos estes factores de risco, a idade, a história familiar e o alelo APOE 4 são considerados factores de risco aceites. A periodontite também é considerada um dos factores de risco prováveis para a doença de Alzheimer. [155] Trata-se de uma inflamação crónica dos tecidos que rodeiam os dentes, que se deve a uma interação bacteriana complexa, resultando na rutura e perda das estruturas de suporte à volta dos dentes. A periodontite pode ser marcada como uma "doença sistémica de baixo grau" pela libertação de citocinas pró-inflamatórias na circulação sistémica e pela elevação da proteína C-reactiva (PCR). Sabe-se que a inflamação desempenha um papel fundamental no processo da doença, servindo de elo de ligação entre a periodontite e a doença de Alzheimer.

Além disso, a doença de Alzheimer caracteriza-se pela formação de placas extracelulares de péptido amiloide (AeP) e de emaranhados neurofibrilares (NFT) intraneuronais de proteína tau hiperfosforilada, que conduzem à perda gradual de sinapses neuronais e, em última análise, à degeneração neuronal com diminuição de neurotransmissores essenciais. É também provável que o alelo APOE epsilon 4 (APOluA) esteja geneticamente ligado à maioria dos casos de DA.[155]

Patogénese da DA

A doença de Alzheimer tem tendência para induzir inflamação, incluindo o péptido Ae-amiloide 1-42 (Ae42) encontrado nas placas senis, a proteína tau hiperfosforilada (P-Tau) que compõe as NFT ou componentes de neurónios degenerados. Estas alterações patológicas, por sua vez, são susceptíveis de estimular as células microgliais. Estas células microgliais são de natureza protetora em níveis baixos (concentração). Ajudam a manter a homeostasia no cérebro, actuando como fagócitos mononucleares contra qualquer lesão nociva no sistema nervoso central (SNC). Em indivíduos saudáveis, as células microgliais desempenham uma função neuroprotectora, eliminando as placas de AeP. Com o avançar da idade e a predisposição genética, a capacidade neuroprotectora normal das células microgliais fica comprometida, resultando na persistência de uma resposta inflamatória crónica no SNC. Isto leva a que as células microgliais do cérebro orientem os seus fenótipos para a produção de substâncias neurotóxicas quando são expostas a sinais inflamatórios sistémicos. Esta resposta das células microgliais contribui para a patogénese da doença de Alzheimer, em vez de proporcionar uma resposta protetora aos sinais inflamatórios sistémicos. As células microgliais induzidas, agora designadas por "células microgliais activadas", alteram a sua morfologia e segregam antigénios celulares, o que, por sua vez, resulta numa expressão descontrolada de factores pró-inflamatórios. Esta expressão descontrolada de níveis de factores, tal como na DA, pode induzir a neurodegeneração, sugerindo que a expressão de moléculas inflamatórias contribuirá para a progressão da DA.

FIGURA 13- COMO OS PERIODONTOS ACTIVAM MICROGLIA NÃO ACTIVADA EM MICROGLIA ACTIVADA

Células microgliais na doença de Alzheimer

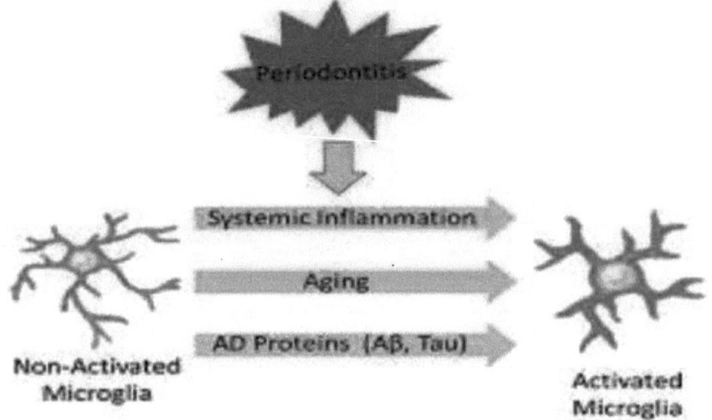

A função da célula microglial é como uma "espada de dois gumes", podendo ser prejudicial ou protetora, dependendo da situação. As células microgliais estimuladas/activadas produzem citocinas pró-inflamatórias, como o fator de necrose tumoral (TNF)-a, a interleucina (IL)-1e, a IL-6 e a proteína C-reactiva (PCR). Essas citocinas pró-inflamatórias elevadas e a PCR podem então agir por vias parácrinas e / ou autócrinas para estimular as células gliais a produzir ainda mais Aв42, P-Tau e moléculas pró-inflamatórias. [155]

Assim, conduzindo a uma via em que os mediadores inflamatórios desempenham um papel duplo, estimulando as células gliais e activando as vias moleculares, resultando em neurodegeneração. As placas senis estão associadas a astrócitos reactivos e a células microgliais activadas que reagem com anticorpos contra o TNF-a, a IL-ie, a IL-6, a PCR e as proteínas do complemento. O TNF-a, a IL-ie e a IL-6 são capazes de estimular a síntese de Ae42 e a fosforilação da proteína tau, e a Ae42 e a P-Tau podem, por sua vez, estimular a produção de TNF-a, IL-1a e IL-6 pelas células gliais.

Estudos de investigação revelaram a correlação entre o valor da PCR e outros marcadores inflamatórios sistémicos no aparecimento da doença de Alzheimer. Níveis elevados de PCR aumentam o risco de desenvolvimento da DA em várias populações.

Mecanismos envolvidos na propagação da inflamação ao cérebro

Existem dois mecanismos envolvidos no cérebro que provocam um aumento das moléculas pró-inflamatórias, ou seja, através da circulação sistémica e/ou das vias neurais. Na circulação sistémica, as moléculas pró-inflamatórias entram no cérebro através de áreas que não têm barreira hemato-encefálica (BBB). Em alternativa, estas moléculas inflamatórias também podem entrar em áreas do cérebro com barreira hemato-encefálica:

- Capilares fenestrados da BHE,
- Utilização de transportadores específicos de citocinas
- Aumento da permeabilidade da BBB, ou
- As células endoteliais do cérebro são activadas para produzir moléculas de sinalização indutoras de citocinas, como o óxido nítrico ou os prostanóides.

A entrada das moléculas pró-inflamatórias no cérebro leva a um aumento do pool local de citocinas pró-inflamatórias ou à estimulação das células gliais para sintetizarem citocinas pró-inflamatórias adicionais. A via alternativa através da qual as citocinas derivadas de fontes inflamatórias periféricas podem afetar o cérebro é a via neuronal. As citocinas periféricas têm a capacidade de estimular as fibras aferentes dos nervos periféricos, resultando num aumento dos níveis de citocinas cerebrais; do mesmo modo, podem também utilizar canais ou compartimentos associados aos nervos periféricos para entrar no cérebro.[155]

Outro mecanismo inclui a presença de receptores para CD14 presentes no cérebro que podem ser activados por LPS derivados de bactérias invasivas ou AD AbP, que por sua vez activarão as células CD14. Estas células CD14 são expostas à circulação sistémica, como as leptomeninges, as áreas circunventriculares e o plexo coroide, aumentando assim as citocinas cerebrais e contribuindo hipoteticamente para a carga inflamatória da doença de Alzheimer.[155]

AD e periodontite - Uma correlação

Sabe-se que a inflamação desempenha um papel fundamental neste processo. Propõe-se que a periodontite possa levar à progressão da DA através de dois mecanismos prováveis.

Foram propostos dois mecanismos para explicar a associação entre a periodontite e a doença de Alzheimer.

a. De acordo com o primeiro mecanismo, os microrganismos periodontopáticos e a resposta do hospedeiro provocam um aumento dos níveis de citocinas pró-inflamatórias. Isto resulta numa série de citocinas e agentes pró-inflamatórios que são lançados na circulação sistémica, levando a uma carga inflamatória sistémica que resulta num estado de inflamação sistémica/periférica. Estas moléculas pró-inflamatórias são capazes de comprometer a BHE e entrar nas regiões cerebrais. Isto leva à ativação das células microgliais e a repercussões adversas que conduzem a danos neuronais.[155]

b. Pensa-se que o segundo mecanismo se deve à invasão do cérebro por microrganismos presentes no biofilme da placa dentária. Os microrganismos presentes na placa dentária podem entrar no cérebro através da corrente sanguínea ou através dos nervos periféricos. Estes microrganismos e os seus produtos desencadeiam um mecanismo inflamatório no SNC. É geralmente aceite, com provas apreciáveis, que a presença de inflamação no SNC resulta

em deficiência cognitiva, como a observada na DA.
Esta deficiência inflamatória é atribuída a interações arbitradas por citocinas entre neurónios e células gliais. As citocinas libertadas devido à inflamação incluem a família das IL, o TNF-a, o fator de crescimento transformador-в e as quimiocinas (proteína quimiotáctica de monócitos, IL-8, fator inibidor da migração de macrófagos e monocina induzida pelo interferão Y), que também têm sido implicadas como biomarcadores séricos e plasmáticos para a patogénese da DA.[As citocinas que são libertadas (especialmente o TNF-a) durante a inflamação desempenham um papel importante na doença neurodegenerativa. O TNF-a exagera o processo inflamatório, resultando em gliose, desmielinização, deterioração da BHE e morte celular. [155]
Assim, o TNF-a desempenha um papel muito importante no processo neurodegenerativo. Os agentes anti-inflamatórios indicados em qualquer situação de inflamação reduzem significativamente os efeitos destas citocinas e de outras moléculas pró-inflamatórias. Estudos realizados em modelos de ratinhos revelaram efeitos benéficos dos agentes anti-inflamatórios na melhoria da neuroinflamação e da deposição de placas amilóides. Paralelamente, verifica-se também uma redução significativa dos níveis de IL-ie e dos níveis de proteína ácida fibrilar glial nos ratinhos tratados com anti-inflamatórios não esteróides.

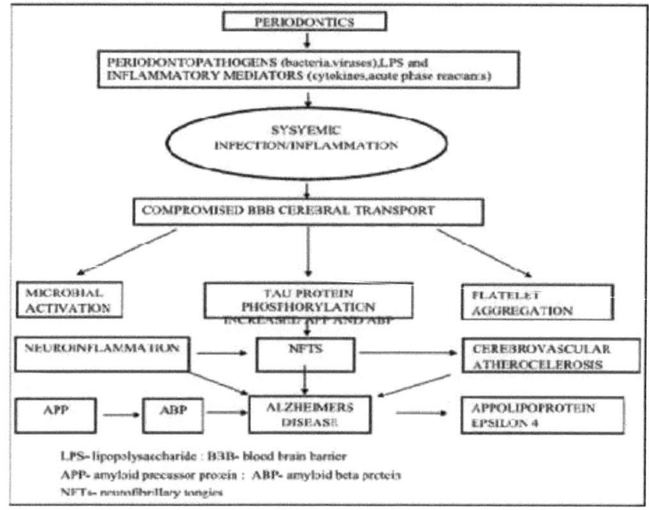

FIGURA 14- MECANISMO DE LIGAÇÃO ENTRE PERIODONTITE E ALZHEMERE

CAPÍTULO 9

DOENÇAS DO FÍGADO

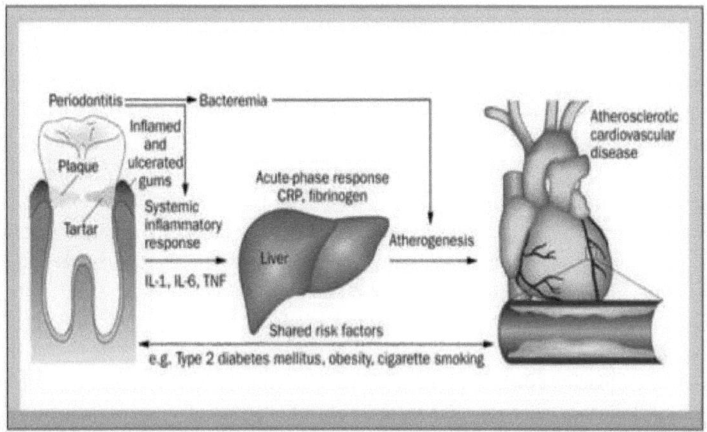

A periodontite é uma doença oral altamente prevalente em todo o mundo, com uma prevalência de 30-50% da população em países desenvolvidos, mas apenas ~10% apresentam formas graves. Numerosos estudos confirmaram a associação entre a periodontite e doenças sistémicas, tais como diabetes, doenças respiratórias, osteoporose e doenças cardiovasculares. Cada vez mais evidências indicam também que a periodontite pode participar na progressão de doenças hepáticas, como a doença hepática gorda não alcoólica, a cirrose e o carcinoma hepatocelular, bem como afetar o transplante hepático.[156]

Periodontite e doenças do fígado

Doença hepática gorda não alcoólica (NAFLD)

Aproximadamente um quarto de toda a população adulta do mundo apresenta uma acumulação excessiva de gordura hepática e a NAFLD é a forma mais comum de doença hepática crónica encontrada nos países desenvolvidos. Especula-se que a prevalência da DHGNA em todo o mundo seja de 20-30%; entre os doentes obesos, o número sobe para 57-74%. A NAFLD representa um vasto espetro de doenças, que vão desde a NAFL à esteato-hepatite não alcoólica (NASH). O diagnóstico de NAFLD é frequentemente estabelecido após a identificação de níveis séricos elevados de alanina aminotransferase (ALT) e de Y-glutamil transferase (GGT), que são mais frequentemente utilizados para o rastreio de doenças hepáticas em doentes obesos e assintomáticos.[156]

Interações entre a NAFLD e a periodontite

Até à data, foi efectuado um pequeno número de estudos para identificar a associação entre a NAFLD e a periodontite, a maioria dos quais realizados no Japão. Num estudo realizado numa faculdade japonesa, identificou-se que os estudantes do sexo masculino com um nível elevado de ALT sérica tinham uma probabilidade significativamente maior de ter periodontite do que aqueles com um nível baixo de ALT sérica

. Quanto às mulheres, a associação entre um nível mais elevado de ALT e um risco acrescido de periodontite não se revelou significativa, o que contrasta com um estudo anterior que indicava que a taxa de incidência de periodontite em mulheres com idades compreendidas entre os 20 e os 59 anos aumentava significativamente com níveis séricos elevados de ALT . Nomeadamente, parece que a associação entre a periodontite e os níveis séricos de ALT é mútua. Num estudo transversal com uma amostra de grandes dimensões realizado no Japão, os investigadores descobriram que os níveis de ALT e GGT eram mais elevados em doentes com bolsas periodontais (profundidade >*4* mm) quando comparados com controlos saudáveis. A análise de regressão logística múltipla com GGT ou ALT como variável dependente revelou que existia uma associação significativa entre as bolsas periodontais e a GGT, mesmo após o ajuste para a idade, o género, o consumo de cigarros, os hábitos de consumo de álcool e os sintomas de esclerose múltipla. Num estudo anterior, verificou-se que os tratamentos periodontais melhoravam certos parâmetros da função hepática, tais como a aspartato transaminase sérica e a ALT em doentes com NAFLD (24. Estes tratamentos periodontais incluem procedimentos de higiene oral, incluindo destartarização, procedimentos de alisamento radicular e aplicação de cloridrato de minociclina.[156]

Mecanismos da periodontite em LD

Efeitos das bactérias na LD

A etiologia microbiana da doença periodontal tem sido objeto de investigação desde há muito tempo. Foram detectadas cerca de 400 espécies no sulco gengival, entre as quais se encontram *Porphyromonas gingivalis* (*P. gingivalis*) e *Tannerella forsythia*, que são amplamente consideradas como os principais agentes patogénicos da periodontite. O microbiota subgengival foi classificado em vários complexos indicados por várias cores; as cores (que variam do vermelho ao amarelo) têm conotações diferentes, sendo o vermelho o mais patogénico e o amarelo o menos invasivo. O microbiota periodontal é mais heterogéneo do que se pensava. Em medicina dentária, considerava-se que os organismos gram-negativos eram as bactérias predominantes na periodontite; no entanto, propõe-se que os organismos gram-positivos encontrados em locais profundos e doentes sejam os agentes patogénicos mais importantes na periodontite. As bactérias também têm um efeito negativo no fígado. É sabido que os doentes com cirrose correm um maior risco de infeção bacteriana e que a taxa de infecções é 4 a 5 vezes superior à da população em geral. Também é referido que a peritonite bacteriana espontânea (PBE) é uma das complicações infecciosas mais encontradas pelos doentes com cirrose na lista de LT.[156]

P. gingivalis

P. gingivalis é um anaeróbio oral gram-negativo, que é uma das principais causas de periodontite. Participa em formas graves de periodontite e é um componente proeminente do microbioma oral e um colonizador bem sucedido do epitélio oral. Uma série de relatórios ao longo dos anos sugere que a infeção por *P. gingivalis* está associada a várias doenças sistémicas, incluindo DCV, nascimentos prematuros, baixo peso à nascença, artrite reumatoide e DM.

A P. gingivalis é libertada do sulco para a corrente sanguínea. Ensaios em humanos e experiências em animais confirmaram a presença de *P. gingivalis* nos tecidos do fígado. Além disso, o granuloma periapical, que serviu como fonte de abastecimento persistente e sustentável de *P. gingivalis* e dos seus produtos, pode levar a lesões hepáticas crónicas. Num estudo em que a taxa de incidência de *P. gingivalis* foi comparada entre doentes com NAFLD e indivíduos de controlo sem NAFLD, verificou-se que a frequência de deteção da infeção por *P. gingivalis* em doentes com NAFLD era significativamente mais elevada. De forma notável, a frequência de deteção de *P. gingivalis* nos doentes com EHNA foi também significativamente superior à dos indivíduos de controlo sem EHNA. No mesmo estudo, observou-se um aumento do peso corporal e do fígado, uma acumulação de lípidos no fígado e um aumento dos níveis de ALT e de triglicéridos (TG) em ratos com esteatose induzida por uma dieta rica em gordura que tinham recebido uma injeção direta de *P. gingivalis*. As experiências em animais também demonstraram que a infeção dentária *por P. gingivalis* pode exacerbar a progressão patológica da NASH de esteato-hepatite simples para esteato-hepatite com fibrose. Estes resultados indicam que a presença da infeção por *P. gingivalis* pode ser um fator de previsão independente para o desenvolvimento de NAFLD e pode contribuir para a progressão de outras LD.[156]

Citocinas e quimiocinas

A placa dentária, parcialmente composta por paredes celulares de bactérias gram-negativas, que são formadas por peptidoglicanos, polissacáridos, proteínas, lípidos, lipopolissacáridos (LPSs) e lipoproteínas, existe habitualmente na cavidade oral dos seres humanos, particularmente naqueles que sofrem de periodontite. Estimulado por estes componentes, o tecido periodontal produz citocinas inflamatórias (como IL-ie, IL-12, IL-10, IL-6, TNF-a e INF-y) e quimiocinas [como a proteína quimiotáctica de monócitos 5 (MCP-5), IL-8 e a proteína inflamatória de macrófagos-1 a (MIP-la), prostaglandina E2 e óxido nítrico (NO)] . Estas citocinas pró-inflamatórias estão envolvidas na progressão da LD, como a cirrose. As bactérias orais também são importantes na rede de citocinas. Os LPSs, libertados por bactérias periodontais, como *A. actinomycetemcomitans* e *P. gingivalis*, afectam o sistema imunitário ligando-se aos receptores do tipo Toll (TLR)-4 ou -2; as bactérias orais também estimulam a expressão de moléculas co-estimuladoras, o cluster de diferenciação (CD) 80/CD86 ligando-se ao TLR4; e podem participar na ativação das células T e exacerbar a inflamação do fígado. As células de Kupffer, que expressam os níveis mais elevados de TLR4 no fígado, são as células primárias na inflamação hepática que respondem aos LPSs de modo a produzir citocinas inflamatórias, quimiocinas e espécies reactivas de oxigénio (ROS) . Num estudo anterior com animais, confirmou-se que a administração de LPS gera alterações na função das células de Kupffer e aumenta a sensibilidade do parênquima hepático ao TNF-a em ratinhos geneticamente obesos. Experiências adicionais em animais demonstraram que o *TNF-a* induzido por LPSs e a sua subsequente interação com a sinalização TLR2 promoveram a NASH em ratos.[156]

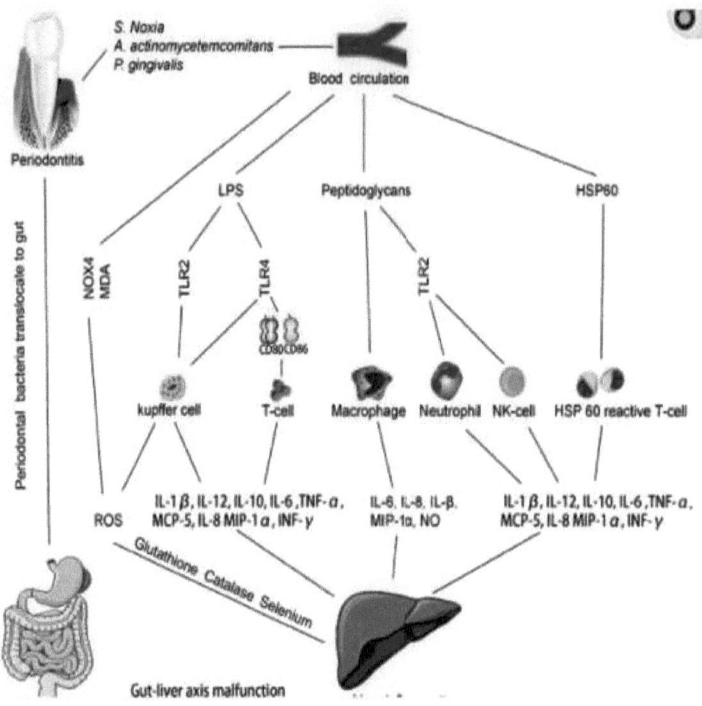

FIGURA 15- MECANISMO DE LIGAÇÃO ENTRE A PERIODONTITE E A DOENÇA HEPÁTICA
Hipótese.

A periodontite e a LD têm um impacto significativo na saúde. As associações entre periodontite e NAFLD, LC, HCC e LT foram previamente investigadas. Certas caraterísticas patológicas são partilhadas pela periodontite e as doenças sistémicas, como a DM e as DCV, podem exercer efeitos semelhantes no fígado. Entre os três mecanismos (incluindo bactérias, mediadores pró-inflamatórios e stress oxidativo), existem várias bactérias na placa dentária, algumas das quais são mais dominantes em doentes com periodontite grave, podendo contribuir significativamente para a ligação de outros mecanismos patológicos. Embora a periodontite seja uma doença comum, na maioria dos casos, pode ser prevenida e curada. No entanto, devido ao facto de, em comparação com outras doenças potencialmente fatais, como a LC e as DCV, a periodontite parecer relativamente inofensiva, é comum que os doentes com DL grave negligenciem a sua higiene oral, mesmo quando apresentam periodontite. Este fenómeno não se limita aos pacientes; os médicos também negligenciam os potenciais danos causados pela periodontite no fígado. O objetivo da presente revisão foi realçar a associação entre periodontite e DL, na esperança de que os indivíduos que sofrem de DL prestem atenção à sua saúde periodontal e, ao empregarem estratégias simples de saúde dentária, melhorem a sua condição hepática.[156]

CONCLUSÃO

Embora as evidências recentes tenham apoiado o papel da infeção periodontal e da consequente inflamação em doenças como a obesidade, a diabetes tipo 2, as doenças cardiovasculares e os cancros gastrointestinal e pancreático, o papel etiológico preciso das infecções periodontais ainda tem de ser completamente decifrado. No entanto, a literatura disponível é suficiente para estabelecer que as doenças periodontais podem ser um fator de risco significativo para várias doenças sistémicas e, por isso, prevêem-se estudos futuros para elucidar os mecanismos através dos quais as doenças periodontais e as doenças sistémicas se afectam mutuamente.

No entanto, só após a compreensão exacta destas doenças é que a atenção poderá ser desviada do tratamento destas doenças para a sua prevenção, para um cenário socioclínico mais saudável.

Além disso, um conjunto crescente de provas na literatura mostra o impacto direto e indireto dos agentes patogénicos periodontais na saúde em geral. Estudos epidemiológicos, clínicos e experimentais recentes apoiam a relação entre bacteriemia ou inflamação devido a doença periodontal e doença sistémica. São necessários mais estudos para elucidar os mecanismos pelos quais os agentes patogénicos periodontais ou a inflamação que se segue causam ou contribuem para a doença sistémica. No entanto, já é claro que a gestão da doença periodontal e os cuidados orais adequados podem ter um impacto positivo na morbilidade, mortalidade e custos de cuidados de saúde associados a doenças sistémicas não orais.

REFERÊNCIAS

1. Gulati M, Anand V, Jain N, et al. Essentials of periodontal medicine in preventive medicine (Fundamentos da medicina periodontal na medicina preventiva). Int J Prev Med. 2013;4(9):988-994.

2. Monsarrat P, Blaizot A, Kemoun P, Ravaud P, Nabet C, Sixou M, Vergnes JN. 2016. Atividade de investigação clínica em medicina periodontal: um mapeamento sistemático dos registos de ensaios. J Clin Periodontol. 43(5):390-400.

3. O'Reilly PG & Claffey NM. A história da sépsis oral como causa de doença. Periodontol 2000, 23, 2000, 13-18.

4. Williams RC & Offenbacher S. Medicina periodontal: a emergência de um novo ramo da periodontologia. Periodontol 2000, 23, 2000: 9-12.

5. Slots J, Feik D, Rams TE. Relações entre idade e sexo de microrganismos super-infectantes em pacientes com periodontite. Oral Microbio Immunol 1990;5: 305-8.

6. Fiona Q.Bui Associação entre os agentes patogénicos periodontais e a doença sistémica b i o m é d i c a l j o u r n a l 4 2 (2 0 1 9) 2 7 e35.

7. Larjava H, Koivisto L, Hakkinen L, Heino J. Epithelial integrins with special reference to oral epithelia. J Dent Res 2011;90:1367e76.

8. D. W. Paquette, "The periodontal infection-systemic disease link: a review of the truth or myth," Journal of the International Academy of Periodontology, vol. 4, no. 3, pp. 101-109, 2002.

9. M. Bansal, S. Rastogi, e N. S. Vineeth, "Influência da doença periodontal na doença sistémica: inversão de um paradigma: uma revisão," Journal ofMedicine and Life, vol. 6, no. 2, pp. 126-130, 2013.

10. S.L.Shangase, G.U.Mohangi, S.Hassam-Essa, e N.H.Wood, "The association between periodontitis and systemic health: an overview," Journal of the South African Dental Association, vol. 68, no. 1, pp. 10-12, 2013.

11. Renvert S, Lindahl C, Ann-Marie Roos-Jansaker e Lessemi J. Short-Term Effects of an AntiInflammatory Treatment on Clinical Parameters and Serum Levels of C-Reactive Protein and Proinflammatory Cytokines in Subjects With Periodontitis (Efeitos a curto prazo de um tratamento anti-inflamatório nos parâmetros clínicos e nos níveis séricos de proteína C reactiva e citocinas pró-inflamatórias em indivíduos com periodontite). J Periodontol 2009;80:892-900.

12. Taylor G.W., Burt B.A., Becker M.P., Genco R. J., Shlossman M., Knowler W.C., e Pettitt D.J. Severe Periodontitis and Risk For Poor Glycaemic Control In Patients with Non-InsulinDependent Diabetes Mellitus. J Periodontol 1996;67 (suppl):1085-1093.

13. Takeda M, Ojima M, Yoshioka H, Inaba H, Kogo M, Shizukuishi S, Nomura M, Amano A. Relação dos produtos finais de glicação avançada no soro com a deterioração da periodontite em doentes com diabetes tipo 2. J Periodontol 2006;77:15-20.

14. Offenbacher S, Katz V, Fertik G, Collins J, Boyd D, Maynor G, McKaig R, Beck J. Periodontal infection as a possible risk fator for preterm low birth weight. J Periodontol, 1996 Oct;67 (10 suppl): 1103-13.

15. Offenbacher S, Lin D, Strauss R, McKaig R, Irving J, Barros SP, Moss K, Barrow DA, Hefti A e Beck JD. Efeitos da terapia periodontal durante a gravidez no estado periodontal, parâmetros biológicos e resultados da gravidez: Um estudo piloto. J Periodontol 2006;77:2011-2024.

16. Scannapieco F.A. e Mylotte J.M. Relationships Between Periodontal Disease and Bacterial Pneumonia (Relações entre a Doença Periodontal e a Pneumonia Bacteriana). . J Periodontol 1996;67 (suppl): 1114-1122.
17. Reddy MS. Alcançar uma melhor compreensão da doença não oral e as implicações das infecções periodontais. Periodontol 2000, 44, 2007: 9-14.
18. Vieira CL, Caramelli B. A história da relação entre a odontologia e a medicina: A boca pode finalmente voltar para o corpo? Oral Dis 2009;15:538-46.
19. Hunter W. The coming of age of oral sepsis. Br Med J 1921;1:859.
20. Miller WD. A boca humana como foco de infeção. Dent Cosm 1891;33:689-713.
21. Rosenow EC. Estudos de localização electiva: Infeção focal com referência especial à sépsis oral. J Dent Res 1919;1:205-67.
22. Kopeloff N. Why Infections? Nova Iorque, Londres: Alfred Knopf; 1926.
23. Burket LW, Burn CG. Bacteremias após extração dentária. Demonstração da fonte de bactérias por meio de um não-patogénico. J Dent Res 1937;16:521-52.
24. Appleton JL. Bacterial Infection with Special Reference to Dental Practice (Infeção bacteriana com especial referência à prática dentária). 3ª ed. Philadelphia: Lea and Febiger; 1944. p. 401-16.
25. Mattila KJ, Nieminen MS, Valtonen VV et al. Association between dental health and acute myocardial infarction. Br Med J. 1989; 298: 779-781.
26. Noack B, Jachmann I, Roscher S et al. Doenças metabólicas e a sua possível ligação a indicadores de risco de periodontite. J Periodontol. 2000; 71: 898-903.
27. Azarpazhooh A, Leake JL. Revisão sistémica da associação entre doenças respiratórias e saúde oral. Revisão. J Periodontol. 2006; 77: 1465-1482.
28. Paju S, Scannapieco FA . Biofilmes orais, periodontite e infecções pulmonares. Oral Dis. 2007; 13: 508-512.
29. Scannapieco FA, Bush RB, Paju S. Associações entre a doença periodontal e o risco de pneumonia bacteriana nosocomial e doença pulmonar obstrutiva crónica. Uma revisão sistémica. Ann Periodontol. 2003; 8: 54- 69.
30. Lopez, Rodrigo Doença periodontal e resultados adversos na gravidez. Medicina dentária baseada em evidências. 2008.
31. Bokhari A terapia periodontal não cirúrgica reduz os marcadores de risco de doença coronária: um ensaio controlado aleatório J et al Clin Periodontol 2012.
32. Gomes-Filho et al Relação entre o nível glicémico das mães, a periodontite e o peso ao nascer. Revista de periodontologia 2016 1-12.
33. Zhou et al Efeito da Terapia Periodontal Intensiva na Pressão Arterial e Micropartículas Endoteliais em Pacientes com Pré-Hipertensão e Periodontite: Um Ensaio Controlado Randomizado J Periodontol 2017 Aug;88(8):711-722.
34. Francesco D'Aiuto Efeitos sistémicos do tratamento da periodontite em doentes com diabetes tipo 2: um ensaio aleatório de 12 meses, num único centro, mascarado pelo investigador Lancet Diabetes Endocrinol 2018 Dec;6(12):954-965.
35. Miller WD. 1891. A boca humana como foco de infeção. Lancet. 138(3546):340-342.
36. Williams, R. C. (1960). DOENÇA PERIODONTAL E DIABETES EM ADULTOS JOVENS. Journal of the American Medical Association, 172(8), 776.
37. Mattila, K. J., Nieminen, M. S., Valtonen, V. V., Rasi, V. P., Kesaniemi, Y. A., Syrjala, S. L., ... Jokinen, M. J. (1989). Association between dental health and acute myocardial

infarction. BMJ, 298(6676), 779-781.
38. Nelson, R. G., Shlossman, M., Budding, L. M., Pettitt, D. J., Saad, M. F., Genco, R. J., & Knowler, W. C. (1990). Periodontal Disease and NIDDM in Pima Indians. Diabetes Care, 13(8), 836-840.
39. DeStefano, F., Anda, R. F., Kahn, H. S., Williamson, D. F., & Russell, C. M. (1993). Dental disease and risk of coronary heart disease and mortality. BMJ, 306(6879), 688-691.
40. Aldridge JP, Lester V, Watts TL, Collins A, Viberti G, Wilson RF. Single-blind studies of the effects of improved periodontal health on metaboliccontrol in type 1 diabetes mellitus. J Clin Periodontol. 1995. 22(4):271-275.
41. Taylor GW, Burt BA, Becker MP, Genco RJ, Shlossman M, Knowler WC, Pettitt DJ. 1996. Severe periodontitis and risk for poor glycemic control in patients with non-insulin-dependent diabetes mellitus. J Periodontol. 67(10s):1085-1093.
42. Beck J, Garcia R, Heiss G, Vokonas PS, Offenbacher S. 1996. Doença periodontal e doenças cardiovasculares. J Periodontol. 67(Suppl 10S):1123-1137.
43. Offenbacher S, Katz V, Fertik G, Collins J, Boyd D, Maynor G, McKaig R, Beck J. 1996. A infeção periodontal como um possível fator de risco para o baixo peso à nascença pré-termo. J Periodontol. 67(Suppl 10S):1103-1113.
44. Grossi SG, Skrepcinski FB, DeCaro T, Robertson DC, Ho AW, Dunford RG, Genco RJ. 1997. O tratamento da doença periodontal em diabéticos reduz a hemoglobina glicada. J Periodontol. 68(8):713-719
45. Beck JD, Elter JR, Heiss G, Couper D, Mauriello SM, Offenbacher S. 2001. Relationship of periodontal disease to carotid artery intima-media wall thickness: the Atherosclerosis Risk in Communities (ARIC) study.
Arterioscler Thromb Vasc Biol. 21(11):1816-1822
46. Lopez NJ, Smith PC, Gutierrez J. 2002a. A terapia periodontal pode reduzir a risco de parto prematuro de baixo peso em mulheres com doença periodontal: um ensaio aleatório controlado. J Periodontal. 73(8):911-924.
47. Boggess KA, Lieff S, Murtha AP, Moss K, Beck J, Offenbacher S. 2003.
A doença periodontal materna está associada a um risco acrescido de pré-eclâmpsia.
Obstet Gynecol. 101(2):227-231.
48. Saito T et al. 2004. A gravidade da doença periodontal está associada ao desenvolvimento de intolerância à glucose em não-diabéticos: o estudo Hisayama. J Dent Res. 83(6):485-490.
49. Ide M, Jagdev D, Coward PY, Crook M, Barclay GR, Wilson RF. 2004. Os efeitos a curto prazo do tratamento da periodontite crónica nos níveis circulantes de endotoxina, proteína C-reactiva, fator de necrose tumoral alfa e interleucina-6. J Periodontal. 75(3):420-428.
50. Saremi A, Nelson RG, Tulloch-Reid M, Hanson RL, Sievers ML, Taylor GW, Shlossman M, Bennett PH, Genco R, Knowler WC. 2005. Periodontal disease and mortality in type 2 diabetes. Diabetes Care. 28(1):27-32.
51. Michalowicz BS, Hodges JS, DiAngelis AJ, Lupo VR, Novak MJ, Ferguson JE, Buchanan W, Bofill J, Papapanou PN, Mitchell DA, et al.; Estudo OPT.
2006. Treatment of periodontal disease and the risk of preterm birth (Tratamento da doença periodontal e o risco de parto prematuro). N Engl J Med. 355(18):1885-1894.
52. Offenbacher S, Boggess KA, Murtha AP, Jared HL, Lieff S, McKaig RG, Mauriello SM, Moss KL, Beck JD. 2006. Doença periodontal progressiva e risco de parto muito pré-termo.

Obstet Gynecol. 107(1):29-36.
53. Tonetti MS, D'Aiuto F, Nibali L, Donald A, Storry C, Parkar M, Suvan J, Hingorani AD, Vallance P, Deanfield J. 2007. Treatment of periodontitis and endothelial function (Tratamento da periodontite e função endotelial). N Engl J Med. 356(9):911-920
54. Offenbacher S et al.; Maternal Oral Therapy to Reduce Obstetric Risk (MOTOR) Investigators. 2009. Efeitos da terapia periodontal na taxa de partos prematuros: um ensaio aleatório controlado. Obstet Gynecol. 114(3):551-559.
55. Morita T, Yamazaki Y, Mita A, Takada K, Seto M, Nishinoue N, Sasaki Y, Motohashi M, Maeno M. 2010. Um estudo de coorte sobre a associação entre a doença periodontal e o desenvolvimento da síndrome metabólica. J Periodontal. 81(4):512-519.
56. Bokhari SA, Khan AA, Butt AK, Azhar M, Hanif M, Izhar M, Tatakis DN.
2012. A terapia periodontal não cirúrgica reduz os marcadores de risco de doença coronária: um ensaio clínico aleatório controlado. J Clin Periodontal. 39(11):1065- 1074.
57. Engebretson SP, Hyman LG, Michalowicz BS, Schoenfeld ER, Gelato MC, Hou W, Seaquist ER, Reddy MS, Lewis CE, Oates TW, et al. 2013. O efeito da terapia periodontal não cirúrgica nos níveis de hemoglobina a1c em pessoas com diabetes tipo 2 e periodontite crónica: um ensaio clínico randomizado. JAMA. 310(23):2523-2532.
58. Gomes-Filho IS, Pereira EC, Cruz SS, Adan LF, Vianna MI, Passos-Soares JS, Trindade SC, Oliveira EP, Oliveira MT, Cerqueira Ede M, et al. 2016. Relação entre o nível glicémico das mães, periodontite e peso ao nascer. J Periodontal. 87(3):238-247.
59. Zhou QB, Xia WH, Ren J, Yu BB, Tong XZ, Chen YB, Chen S, Feng L, Dai J, Tao J, et al. 2017. Efeito da terapia periodontal intensiva na pressão arterial e micropartículas endoteliais em pacientes com pré-hipertensão e periodontite: um estudo controlado randomizado. J Periodontal. 88(8):711-722.
60. D'Aiuto F, Gkranias N, Bhowruth D, Khan T, Orlandi M, Suvan J, Masi S,
Tsakos G, Hurel S, Hingorani AD, et al. 2018. Efeitos sistémicos do tratamento da periodontite em pacientes com diabetes tipo 2: um ensaio aleatório de 12 meses, num único centro, mascarado pelo investigador. Lancet Diabetes Endocrinol. 6(12):954-965.
61. Parashar.et al (2018). Relação entre saúde respiratória e periodontal em adultos: Um estudo de caso-controlo. Jornal da Sociedade Internacional de Odontologia Preventiva e Comunitária. 8. 560. 10.4103/jispcd.JISPCD_304_18.
62. Purnima S. Kumar 2017. Da sépsis focal à medicina periodontal: um século
de explorar o papel do microbioma oral na doença sistémica *J Physiol* 595.2 pp 465-476 **465**
63. Ross R. Atherosclerosis- an inflammatory disease. N Engl J Med 1999; 340: 115-126.
64. Genco RJ, Offenbacher S, Beck J, Rees T. Doenças cardiovasculares e infecções orais. In: Rose LF, Genco RJ, Mealey BR, Cohen DW. Medicina Periodontal, 1ª Edição, 2000, B. C. Decker Inc.
65. Chun Y-HP, Chun K-RJ, Olguin D'A, Wang H-L. Base biológica para a periodontite como um potencial fator de risco para a aterosclerose. J Periodont Res 2005; 40: 87-95.
66. Mealey B. Diabetes mellitus. In: Rose LF, Genco RJ, Mealey BR, Cohen DW. Medicina Periodontal, 1ª Edição, 2000, B. C. Decker Inc:121-150
67. ANIL Sukumaran 2006 O impacto das infecções periodontais nas doenças sistémicas. Uma atualização para os médicos Saudi Med J 2006; Vol. 27 (6) 769
68. Losche W, Karapetow F, Pohl A, Pohl C, Kocher T. Níveis plasmáticos de lípidos e de glucose no sangue em pacientes com doença periodontal destrutiva. *J Clin Periodontol* 2000; 27: 537- 541.

69. Kang IC, Kuramitsu HK. Indução da proteína quimioatraente de monócitos-1 por *Porphyromonas gingivalis* em células endoteliais humanas. *FEMS Immunol Med Microbiol* 2002; 34: 311-317.
70. Lewis Winning, Gerard J. Linden 2015 Periodontite e doença sistémica bdjteam 163
71. Mealey B. Diabetes mellitus. In: Rose LF, Genco RJ, Mealey BR, Cohen DW. Medicina Periodontal, 1ª Edição, 2000, B. C. Decker Inc:121-150
72. Robison WG Jr., Kador PF, Kinoshita JH. Capilares da retina: Membrana basal por galactosemia prevenida com inibidor de aldose redutase. Science 1983; 221: 1177-1179.
73. Brownlee M. Glycation products and the pathogenesis of diabetic complications. Diabetes care 1992; 15: 1835- 1843.
74. Associação Americana de Diabetes. Relatório do comité de peritos sobre o diagnóstico e a classificação da diabetes mellitus. Diabetes Care 1997;20: 1183-1197.
75. Mandrup-Poulsen T. Avanços recentes - Diabetes. Br Med J 1998;316: 1221-1225.
76. Eriksson J, Franssila - Kallunki A, Ekstrand A, et al. Early metabolic defects in persons at increased risk for non-insulin-dependent diabetes mellitus. N Engl J Med 1989; 321: 337-343.
77. Loe H. Doença periodontal: a sexta complicação da diabetes mellitus. Diabetes Care 1993;16:329-334.
78. Colwell JA, Jokl R. Trombose vascular na diabetes. In: Porte D, Sherwin RS, editores. Diabetes mellitus. 5th ed. Stamford, CT: Appleton & Lange; 1997.
79. Brunzell JD, Chait A. Dislipidemia diabética: patologia e tratamento. In: Porte D, Sherwin RS, editores. Diabetes mellitus. 5th ed. Stamford, CT: Appleton & Lange; 1997.
80. Schmidt AM, Hori O, Brett J, et al. Cellular receptors for advanced glycosylation end products: Implicações para a indução de stress oxidante e disfunção celular na patogénese das lesões vasculares. Atheroscler Thromb 1994; 14: 1521-1528.
81. Taylor GW. Inter-relações bidireccionais entre diabetes e doenças periodontais: uma perspetiva epidemiológica. Ann Periodontol 2001; 6: 99-112.
82. Iacopino AM. Inter-relações entre periodontite e diabetes: O papel da inflamação. Ann Periodontol 2001; 6: 125-137.
83. Grossi SG, Genco RJ. Doença periodontal e diabetes mellitus: Uma relação bidirecional. Ann Periodontol 1998; 3:51-61.
84. Grossi SG. Tratamento da doença periodontal e controlo da diabetes: Uma avaliação da evidência e necessidade de investigação futura. Ann Periodontol 2001; 6:138-145.
85. Scannapieco FA. Relações entre doenças periodontais e respiratórias. In: Rose LF, Genco RJ, Mealey BR, Cohen DW. Medicina Periodontal, 1ª Edição, 2000, B. C. Decker Inc.
86. Scannapieco FA. Papel das bactérias orais na infeção respiratória. J Periodontol 1999; 70: 793802.
87. Levison ME. Pneumonia, incluindo infecções pulmonares necrotizantes (Abcesso pulmonar). In: Isselbacher KJ, Braunwald E, Wilson JD, et al , editores. Harrison's principles of internal medicine. New York: McGraw Hill; 1994: página 1184-1191.
88. Frank DeStefano, Robert F Anda, Henry S Kahn, David F Williamson, Carl M Russell. Dental disease and coronary heart disease (Doença dentária e doença coronária). BMJ 1993; 306: 688-691.
89. Terpenning M, Bretz W, Lopatin D, Langmore S, Dominguez B, Loesche W. Bacterial colonization of saliva and plaque in the elderly. Clin Infect Dis 1993; 16(suppl): S314-S316.
90. Woods DE, Straus DC, Johanson WG, Bass JA. Papel da fibronectina na prevenção da

aderência de Pseudomonas aeruginosa às células bucais. J Infect Dis 1981; 143: 784-790.
91. Wilson M, Reddi K, Henderson B. Componentes indutores de citocinas de bactérias periodontopatogénicas. J Periodontal Res 1996; 31: 393-407.
92. Reddy MS. Alcançar uma melhor compreensão da doença não oral e as implicações das infecções periodontais. Periodontol 2000, 44, 2007: 9-14.
93. Nord CE, Heindahl A. Impact of orally administered antimicrobial agents on human oropharyngeal and colonic microflora. J Antimicrob Ther 1986; 18(suppl C): 159-164.
94. Otomo-Corgel J, Steinberg BJ. Medicina periodontal e a paciente feminina. In: Rose LF, Genco RJ, Mealey BR, Cohen DW. Medicina Periodontal, 1ª Edição, 2000, B. C. Decker Inc: Página 151-165.
95. Michalowicz BS & Durand R. Doença periodontal materna e parto prematuro espontâneo. Periodontol 2000; 44, 2007, 103-112.
96. Offenbacher S, Leiff S, Bogesse K.A, Murtha A.P, Madianos P. N, Champagne C.M.E, McKaig R.G. Maternal periodontitis and prematurity. Parte I: Resultados obstétricos da prematuridade e restrição de crescimento. Ann Periodontol; 6(1), dezembro de 2001, 166-174.
97. Heimonen A, Janket S, Kaaja R, Ackerson LK, Muthukrishnan P, Meurman JH. Oral Inflammatory Burden and Preterm Birth (Carga Inflamatória Oral e Nascimento Precoce). J Periodontol; 80: 6, junho de 2009, 884-891.
98. Budaneli N, Baylas H, Budaneli E,Turkoglu O, Kose T, Dahlen G. Infecções periodontais e baixo peso à nascença pré-termo: um estudo de caso-controlo. J Clin Periodontol 2005;32:174-181.
99. Nord CE, Heindahl A. Impact of orally administered antimicrobial agents on human oropharyngeal and colonic microflora. J Antimicrob Ther 1986; 18(suppl C): 159-164.
100.Grossi SG, Jeffcoat MK, Genco RJ. Osteopenia, osteoporose e doença oral. In: Rose LF, Genco RJ, Mealey BR, Cohen DW. Medicina Periodontal, 1ª Edição, 2000, B. C. Decker Inc:167-185.
101.Relatório da conferência. Conferência de desenvolvimento de consenso: Diagnóstico, profilaxia e tratamento da osteoporose. Am J Med 1993;94: 647-650.
102.Geurs NC. Osteoporose e doença periodontal. Periodontal 2000; 44:29-43.
103.Grossi SG, Jeffcoat MK, Genco RJ. Osteopenia, osteoporose e doença oral. In: Rose LF, Genco RJ, Mealey BR, Cohen DW. Medicina Periodontal, 1ª Edição, 2000, B. C. Decker Inc:167-185.
104.Reddy MS. Osteoporose e periodontite: Discussão, conclusões e recomendações. Ann Periodontol 2001;1:214-217.
105.Wactawski-Wende J. Doenças periodontais e osteoporose. Ann Periodontol 2001;1:197-208.
106.Chesnut CH III. A relação entre a densidade mineral óssea esquelética e oral: Uma visão geral. Ann Periodontol 2001;6:193-196.
107.Lerner UH. Remodelação óssea induzida pela inflamação na doença periodontal e a influência da osteoporose pós-menopausa. J Dent Res 85(7):596-607, 2006
108.Wang C-Y. Descoberto novo alvo na luta contra a osteoporose e a periodontite. J Am Dent Assoc 2009;140(7): 836-836.
109.Lerner UH. Remodelação óssea induzida pela inflamação na doença periodontal e a influência da osteoporose pós-menopausa. J Dent Res 85(7):596-607, 2006
110.Kinane DF, Hart TC. Genes e polimorfismos genéticos associados à doença periodontal. Crit Rev Oral Biol Med 2003; 14:430-449.

111.Fulvia Ceccarelli et al "Periodontite e Artrite Reumatoide: The Same Inflammatory *Mediators?*", *Mediators of Inflammation*, vol. 2019, Artigo ID 6034546, 8 páginas, 2019.
112.P. De Pablo, T. Dietrich, I. L. C. Chapple et al., "The autoantibody repertoire in periodontitis: a role in the induction of autoimmunity to citrullinated proteins in rheumatoid arthritis?" *Annals of the Rheumatic Diseases,* vol. 73, no. 3, pp. 580-586, 2014.
113.F. Ceccarelli, C. Perricone, M. Fabris et al., "Transforming growth fator *в* 869C/T and interleukin 6 -174G/C polymorphisms relate to the severity and progression of bone-erosive damage detected by ultrasound in rheumatoid arthritis," *Arthritis Research & Therapy*, vol. 13, no. 4, artigo R111, 2011.
114.H. Marotte, P. Farge, P. Gaudin, C. Alexandre, B. Mougin e P. Miossec, "The association between periodontal disease and joint destruction in rheumatoid arthritis extends the link between the HLA-DR shared epitope and severity of bone destruction," *Annals of the Rheumatic Diseases*, vol. 65, no. 7, pp. 905-909, 2006.
115.P. Gehlot, S. L. Volk, H. F. Rios, K. J. Jepsen e J. Holoshitz, "Periodontite destrutiva espontânea e danos no osso esquelético em ratinhos transgénicos portadores de um alelo *HLA-DRB1* de epitopecificação humana partilhada", *RMD Open*, vol. 2, n.º 2, artigo e000349, 2016.
116.M.L. Laine, W. Crielaard, e B. G. Loos, "Genetic susceptibility to periodontitis," *Periodontology 2000*, vol. 58, pp. 37-68, 2012. G. K. Nikolopoulos, N. L. Dimou, S. J. Hamodrakas, e P. G. Bagos, "Cytokine gene polymorphisms in periodontal disease: a meta-analysis of 53 studies including 4178 cases and 4590 controls," *Journal of Clinical Periodontology*, vol. 35, no. 9, pp. 754-767, 2008.
117.T. Kobayashi, J. I. Kido, Y. Ishihara et al., "The KCNQ1 gene polymorphism as a shared genetic risk for rheumatoid arthritis and chronic periodontitis in Japanese adults: a pilot casecontrol study," *Journal of Periodontology*, vol. 89, no. 3, pp. 315-324, 2018.
118.X. Hu, T. Laragione, L. Sun et al., "KCa1.1 potassium channels regulate key proinflammatory and invasive properties of fibroblast-like synoviocytes in rheumatoid arthritis," *Journal of Biological Chemistry*, vol. 287, no. 6, pp. 4014-4022, 2012.
119.T. Kobayashi e H. Yoshie, "Host responses in the link between periodontitis and rheumatoid arthritis," *Current Oral Health Reports*, vol. 2, no. 1, pp. 1-8, 2015.
120.T. Ataoglu, M. Ungor, B. Serpek, S. Haliloglu, H. Ataoglu, e H. Ari, "Interleukin-lbeta e os níveis de fator de necrose tumoral alfa em exsudados periapicais," *International Endodontic Journal,* vol. 35, no. 2, pp. 181-185, 2002.Ver em: Site do Editor | Google Scholar
121.A. J. Delima, T. Oates, R. Assuma et al., "Soluble antagonists to interleukin-1 (IL-1) and tumor necrosis fator (TNF) inhibits loss of tissue attachment in experimental periodontitis," *Journal of Clinical Periodontology*, vol. 28, no. 3, pp. 233-240, 2001.View at: Site do Editor | Google Scholar
122.B. Cetinkaya, E. Guzeldemir, E. Ogus, e S. Bulut, "Proinflammatory and antiinflammatory cytokines in gingival crevicular fluid and serum of patients with rheumatoid arthritis and patients with chronic periodontitis," *Journal of Periodontology*, vol. 84, no. 1, pp. 84-93, 2013.
123.J. Mirrielees, L. J. Crofford, Y. Lin et al., "Rheumatoid arthritis and salivary biomarkers of periodontal disease," *Journal of Clinical Periodontology*, vol. 37, no. 12, pp. 10681074, 2010.
124.T. Kobayashi, S. Ito, D. Kobayashi et al., "Serum immunoglobulin G levels to

Porphyromonas gingivalis peptidylarginine deiminase affect clinical response to biological disease-modifying antirheumatic drug in rheumatoid arthritis," *PLoS One*, vol. 11, no. 4, article e0154182, 2016.

125.N. Wegner, K. Lundberg, A. Kinloch et al., "Autoimmunity to specific citrullinated proteins gives the first clues to the etiology of rheumatoid arthritis," *Immunological Reviews*, vol. 233, no. 1, pp. 34-54, 2010.

126.P. De Pablo, T. Dietrich, I. L. C. Chapple et al., "The autoantibody repertoire in periodontitis: a role in the induction of autoimmunity to citrullinated proteins in rheumatoid arthritis?" *Annals of the Rheumatic Diseases*, vol. 73, no. 3, pp. 580-586, 2014.

127.J. R. Gonzales, "T- and B-cell subsets in periodontitis," *Periodontology 2000*, vol. 69, no. 1, pp. 181-200, 2015.

128.K. M. J. Janssen, M. J. de Smit, C. Withaar et al., "Autoanticorpos contra a histona H3 citrulinada em doentes com artrite reumatoide e periodontite," *Journal of Clinical Periodontology,* vol. 44, n.º 6, pp. 577-584, 2017.

129.Singh N, Baby D, Rajguru JP, Patil PB, Thakkannavar SS, e Pujari VB. Inflammation and cancer (Inflamação e cancro). *Ann AfrMed.* (2019) 18:121-6. doi: 10.4103/aam.aam_56_18

130.Grivennikov SI, Greten FR, e Karin M. Immunity, inflammation, and cancer (Imunidade, inflamação e cancro). *Cell.* (2010) 140:883-99.

131.Moergel M, Kammerer P, Kasaj A, Armouti E, Alshihri A, Weyer V, et al. Periodontite crónica e a sua possível associação com o carcinoma espinocelular oral - um estudo retrospetivo de controlo de casos. *Head Face Med.* (2013) 9:39.

132.4. Kinane DF, Stathopoulou PG, e Papapanou PN. Periodontal diseases. *Nat Rev Dis Primers.* (2017) 3:17038. doi: 10.1038/nrdp.2017.38

133.5. Oveisi M, Shifman H, Fine N, Sun C, Glogauer N, Senadheera D, et al. Novo ensaio para
caraterizar as respostas dos neutrófilos aos biofilmes orais. *Infect Immun.* (2019) 87:e00790-18.

134.Raitapuro-Murray T, Molleson TI, e Hughes FJ. (2014) A prevalência da doença periodontal numa população Romano-Britânica c. 200-400 AD. *Br Dental J.* 217:459-66.

135.Yao QW, Zhou DS, Peng HJ, Ji P, e Liu DS. Associação da doença periodontal com o cancro oral: uma meta-análise. *Tumour Biol.* (2014) 35:7073-7.

136.Karmakar S, Kar A, Thakur S, e Rao V. Periodontitis and oral Cancer-a striking link. *Oral Oncol.* (2020) 106:104630.

137.Ye L, Jiang Y, Liu W, e Tao H. Correlação entre a doença periodontal e o risco de cancro oral: uma meta-análise. *J Cancer Res Ther.* (2016) 12:C237-40.

138.Shulman JD, e Gonzales CD. Capítulo 3 - epidemiologia/biologia do cancro oral. *Prevent Clin Oral Health Care.* (2008) 27-43.

139.Sreenivasan PK, e Prasad KVV. Distribuição da placa dentária e gengivite dentro das arcadas dentárias. *J Int Med Res.* (2017) 45:1585-96.

140.Allon I, Pessing A, Kaplan I, Allon DM, and Hirshberg A. Metastatic tumors to the gingiva and the presence of teeth as a contributing fator: a literature analysis. *J Periodontol.* (2014) 85:132-9.

141.Geum DH, Roh YC, Yoon SY, Kim HG, Lee JH, Song JM, et al. Os factores de impacto na taxa de sobrevivência de 5 anos em pacientes operados com cancro oral. *J Korean Assoc Oral Maxillofac Surg.* (2013) 39:207-16.

142.Vucicevic Boras V, Fucic A, Virag M, Gabric D, Blivajs I, Tomasovic-Loncaric C, et al. Significância do estroma na biologia do carcinoma oral de células escamosas. *Tumor*.

143.Galvao-Moreira LV, e da Cruz MC. Microbioma oral, periodontite e risco de cancro da cabeça e pescoço. *Oral Oncol*. (2016) 53:17-9.

144.Coussens LM, e Werb Z. Inflammation and cancer (Inflamação e cancro). *Nature*. (2002) 420:860-7. doi: 10.1038/nature01322

145.Karpinski TM. Papel do microbiota oral no desenvolvimento do cancro. *Microorganismos*. (2019) 7:20. doi: 10.3390/microorganismos7010020

146.Borba TT, Molz P, Schlickmann DS, Santos C, Oliveira CF, Pra D, et al. Periodontite: implicações da instabilidade genómica e factores de risco associados. *Mutat Res Genetic Toxicol Environ Mutagenesis*. (2019) 840:20-3. doi: 10.1016/j.mrgentox.2019.01.005

147.Memmert S, Golz L, Putz P, Jager A, Deschner J, Appel T, et al. Regulação do p53 em condições de hipóxia e inflamação no periodonto. *Clin Oral Investig*. (2016) 20:1781-9. doi: 10.1007/s00784-015-1679-x

148.Cutilli T, Leocata P, Dolo V e Altobelli E. p53 como marcador de prognóstico associado ao risco de mortalidade por carcinoma de células escamosas oral. *Oncol Lett*. (2016) 12:1046-50. doi: 10.3892/ol.2016.4742

149.Alsenani M. *A Necessidade de p53 nas MSC orais, e a Diferenciação que Leva ao Sarcoma de Kaposi, em Odontologia*. (Teses de doutoramento). Philadelphia, PA: UPenn (2016).

150.Stashenko P, Yost S, Choi Y, Danciu T, Chen T, Yoganathan S, et al. O microbioma oral do rato promove a tumorigénese no carcinoma espinocelular oral. *mSystem*. (2019) 4:e00323-19. doi: 10.1128/mSystems.00323-19

151.Arjunan P, Meghil MM, Pi W, Xu J, Lang L, El-Awady A, et al. O pathobiont oral ativa a via anti-apoptótica, promovendo tanto a supressão imunitária como a proliferação de células oncogénicas. *Sci Rep*. (2018) 8:16607. doi: 10.1038/s41598-018-35126-8

152.Woo BH, Kim DJ, Choi JI, Kim SJ, Park BS, Song JM, et al. As células de cancro oral infectadas de forma sustentada com *Porphyromonas gingivalis* apresentam resistência ao Taxol e têm um maior potencial metastático. *Oncotarget*. (2017) 8:46981-92. doi: 10.18632/oncotarget.16550

153.Huang N, e Gibson FC. *Imuno-patogénese da doença periodontal: paradigmas actuais e emergentes. Curr Oral Health Rep.*

154.46. Hajishengallis G, e Lambris JD. Complemento e disbiose na doença periodontal doença. *Immunobiology*. (2012) 217:1111-6.

155.Keshava Aa, Nagraj Y Associação entre Periodontite e Doença de Alzheimer N Am J Med Sci. 2015 Jun; 7(6): 241-246.

156.Pengyu Han,[1] Dianxing Sun, Interação entre periodontite e doenças do fígado Biomed Rep. 2016 Sep; 5(3): 267-276

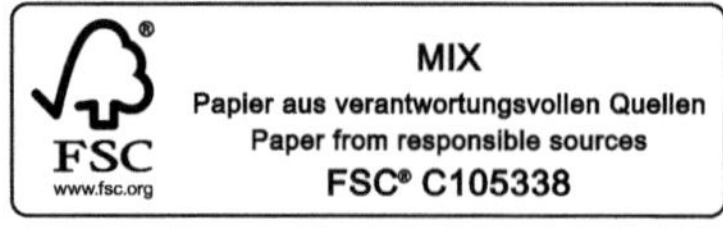

Printed by Books on Demand GmbH, Norderstedt / Germany